全国中医药行业中等职业教育"十三五"规划教材

精神护理

（第二版）

（供护理、助产专业用）

主　编 ◎ 付昌萍　曲振瑞

中国中医药出版社
·北　京·

图书在版编目（CIP）数据

精神护理/付昌萍，曲振瑞主编. —2 版. —北京：中国中医药出版社，2018.9

全国中医药行业中等职业教育"十三五"规划教材

ISBN 978 – 7 – 5132 – 4949 – 2

Ⅰ. ①精…　Ⅱ. ①付…②曲…　Ⅲ. ①精神障碍 – 护理学 – 中等专业学校 – 教材

Ⅳ. ①R473.74

中国版本图书馆 CIP 数据核字（2018）第 090363 号

中国中医药出版社出版

北京市朝阳区北三环东路 28 号易亨大厦 16 层

邮政编码　100013

传真　010 – 64405750

山东润声印务有限公司印刷

各地新华书店经销

开本 787 × 1092　1/16　印张 13.25　字数 273 千字

2018 年 9 月第 2 版　2018 年 9 月第 1 次印刷

书号　ISBN 978 – 7 – 5132 – 4949 – 2

定价　46.00 元

网址　www.cptcm.com

社 长 热 线　010 – 64405720

购 书 热 线　010 – 89535836

维 权 打 假　010 – 64405753

微信服务号　zgzyycbs

微商城网址　https：//kdt.im/LIdUGr

官 方 微 博　http：//e.weibo.com/cptcm

天猫旗舰店网址　https：//zgzyycbs.tmall.com

如有印装质量问题请与本社出版部联系（010 – 64405510）

版权专有　侵权必究

全国中医药行业中等职业教育"十三五"规划教材

全国中医药职业教育教学指导委员会

主 任 委 员

卢国慧（国家中医药管理局人事教育司司长）

副主任委员

赵国胜（安徽中医药高等专科学校教授）

张立祥（山东中医药高等专科学校党委书记）

姜德民（甘肃省中医学校校长）

范吉平（中国中医药出版社社长）

秘 书 长

周景玉（国家中医药管理局人事教育司综合协调处处长）

委 员

王义祁（安徽中医药高等专科学校党委副书记）

王秀兰（上海中医药大学教授）

卞 瑶（云南中医学院继续教育学院、职业技术学院院长）

方家选（南阳医学高等专科学校校长）

孔令俭（曲阜中医药学校校长）

叶正良（天士力控股集团公司生产制造事业群 CEO）

包武晓（呼伦贝尔职业技术学院蒙医蒙药系副主任）

冯居秦（西安海棠职业学院院长）

尼玛次仁（西藏藏医学院院长）

吕文亮（湖北中医药大学校长）

刘 勇（成都中医药大学峨眉学院党委书记、院长）

李 刚（亳州中药科技学校校长）

李 铭（昆明医科大学副校长）

李伏君（千金药业有限公司技术副总经理）

李灿东（福建中医药大学校长）

李建民（黑龙江中医药大学佳木斯学院教授）

李景儒（黑龙江省计划生育科学研究院院长）

杨佳琦（杭州市拱墅区米市巷街道社区卫生服务中心主任）

吾布力·吐尔地（新疆维吾尔医学专科学校药学系主任）

吴　彬（广西中医药大学护理学院院长）

宋利华（连云港中医药高等职业技术学院教授）

迟江波（烟台渤海制药集团有限公司总裁）

张美林（成都中医药大学附属针灸学校党委书记）

张登山（邢台医学高等专科学校教授）

张震云（山西药科职业学院党委副书记、院长）

陈　燕（湖南中医药大学附属中西医结合医院院长）

陈玉奇（沈阳市中医药学校校长）

陈令轩（国家中医药管理局人事教育司综合协调处副主任科员）

周忠民（渭南职业技术学院教授）

胡志方（江西中医药高等专科学校校长）

徐家正（海口市中医药学校校长）

凌　娅（江苏康缘药业股份有限公司副董事长）

郭争鸣（湖南中医药高等专科学校校长）

郭桂明（北京中医医院药学部主任）

唐家奇（广东湛江中医学校教授）

曹世奎（长春中医药大学招生与就业处处长）

龚晋文（山西卫生健康职业学院/山西省中医学校党委副书记）

董维春（北京卫生职业学院党委书记）

谭　工（重庆三峡医药高等专科学校副校长）

潘年松（遵义医药高等专科学校副校长）

赵　剑（芜湖绿叶制药有限公司总经理）

梁小明（江西博雅生物制药股份有限公司常务副总经理）

龙　岩（德生堂医药集团董事长）

中医药职业教育是我国现代职业教育体系的重要组成部分，肩负着培养新时代中医药行业多样化人才、传承中医药技术技能、促进中医药服务健康中国建设的重要职责。为贯彻落实《国务院关于加快发展现代职业教育的决定》（国发〔2014〕19号）、《中医药健康服务发展规划（2015—2020年）》（国办发〔2015〕32号）和《中医药发展战略规划纲要（2016—2030年）》（国发〔2016〕15号）（简称《纲要》）等文件精神，尤其是实现《纲要》中"到2030年，基本形成一支由百名国医大师、万名中医名师、百万中医师、千万职业技能人员组成的中医药人才队伍"的发展目标，提升中医药职业教育对全民健康和地方经济的贡献度，提高职业技术院校学生的实际操作能力，实现职业教育与产业需求、岗位胜任能力严密对接，突出新时代中医药职业教育的特色，国家中医药管理局教材建设工作委员会办公室（以下简称"教材办"）、中国中医药出版社在国家中医药管理局领导下，在全国中医药职业教育教学指导委员会指导下，总结"全国中医药行业中等职业教育'十二五'规划教材"建设的经验，组织完成了"全国中医药行业中等职业教育'十三五'规划教材"建设工作。

中国中医药出版社是全国中医药行业规划教材唯一出版基地，为国家中医中西医结合执业（助理）医师资格考试大纲和细则、实践技能指导用书、全国中医药专业技术资格考试大纲和细则唯一授权出版单位，与国家中医药管理局中医师资格认证中心建立了良好的战略伙伴关系。

本套教材规划过程中，教材办认真听取了全国中医药职业教育教学指导委员会相关专家的意见，结合职业教育教学一线教师的反馈意见，加强顶层设计和组织管理，是全国唯一的中医药行业中等职业教育规划教材，于2016年启动了教材建设工作。通过广泛调研、全国范围遴选主编，又先后经过主编会议、编写会议、定稿会议等环节的质量管理和控制，在千余位编者的共同努力下，历时1年多时间，完成了50种规划教材的编写工作。

本套教材由50余所开展中医药中等职业教育院校的专家及相关医院、医药企业等单位联合编写，中国中医药出版社出版，供中等职业教育院校中医（针灸推拿）、中药、护理、农村医学、康复技术、中医康复保健6个专业使用。

本套教材具有以下特点：

1. 以教学指导意见为纲领，贴近新时代实际

注重体现新时代中医药中等职业教育的特点，以教育部新的教学指导意见为纲领，注重针对性、适用性以及实用性，贴近学生、贴近岗位、贴近社会，符合中医药中等职业教育教学实际。

2. 突出质量意识、精品意识，满足中医药人才培养的需求

注重强化质量意识、精品意识，从教材内容结构设计、知识点、规范化、标准化、编写技巧、语言文字等方面加以改革，具备"精品教材"特质，满足中医药事业发展对于技术技能型、应用型中医药人才的需求。

3. 以学生为中心，以促进就业为导向

坚持以学生为中心，强调以就业为导向、以能力为本位、以岗位需求为标准的原则，按照技术技能型、应用型中医药人才的培养目标进行编写，教材内容涵盖资格考试全部内容及所有考试要求的知识点，满足学生获得"双证书"及相关工作岗位需求，有利于促进学生就业。

4. 注重数字化融合创新，力求呈现形式多样化

努力按照融合教材编写的思路和要求，创新教材呈现形式，版式设计突出结构模块化，新颖、活泼，图文并茂，并注重配套多种数字化素材，以期在全国中医药行业院校教育平台"医开讲－医教在线"数字化平台上获取多种数字化教学资源，符合职业院校学生认知规律及特点，以利于增强学生的学习兴趣。

本套教材的建设，得到国家中医药管理局领导的指导与大力支持，凝聚了全国中医药行业职业教育工作者的集体智慧，体现了全国中医药行业齐心协力、求真务实的工作作风，代表了全国中医药行业为"十三五"期间中医药事业发展和人才培养所做的共同努力，谨此向有关单位和个人致以衷心的感谢！希望本套教材的出版，能够对全国中医药行业职业教育教学的发展和中医药人才的培养产生积极的推动作用。需要说明的是，尽管所有组织者与编写者竭尽心智，精益求精，本套教材仍有一定的提升空间，敬请各教学单位、教学人员及广大学生多提宝贵意见和建议，以便今后修订和提高。

国家中医药管理局教材建设工作委员会办公室

全国中医药职业教育教学指导委员会

2018 年 1 月

全国中医药行业中等职业教育"十三五"规划教材

《精神护理》
编 委 会

主 编

付昌萍（成都中医药大学附属医院针灸学校/四川省针灸学校）

曲振瑞（南阳医学高等专科学校）

副主编（以姓氏笔画为序）

韦佳燕（江西中医药大学）

刘书莲（郑州市卫生学校）

陈 薇（湖北中医药高等专科学校）

秦 芳（安阳职业技术学院）

编 委（以姓氏笔画为序）

吕文艳（南阳医学高等专科学校）

阳海燕（成都中医药大学附属医院针灸学校/四川省针灸学校）

李雨佳（四川省宜宾卫生学校）

何海艳（四川中医药高等专科学校）

张蓝之（贵州护理职业技术学院）

学术秘书（兼）

阳海燕（成都中医药大学附属医院针灸学校/四川省针灸学校）

为了贯彻关于加快发展现代职业教育的精神，确立职业教育在国家人才培养体系中的重要位置，推动我国护理教育事业全面、协调、可持续发展，配合全国中医药行业职业教育"十三五"规划教材建设，在全国中医药职业教育教学指导委员会、国家中医药管理局教材建设工作委员会办公室统一规划、宏观指导下，联合职业院校的双师型教师和长期从事精神科临床护理工作的专家共同编写了本教材。本教材是以全国卫生职业教育教学指导委员会的《护理专业教学计划和教学大纲》为依据，以2017年全国护士执业资格考试大纲为参考进行编写，主要供中等卫生职业学校护理、助产等专业学生以及精神科临床护士、社区精神卫生工作者使用。

本教材的编写具有以下特点：一是力求重点突出、文字简练；二是通过临床案例导入引出新课，设置"学习目标"，便于学生重点掌握内容；三是配备同步教学课件，方便教师备课，利于课堂互动，提高学习兴趣；四是在精神疾病分类及诊断中首次引用美国《精神障碍诊断与统计手册》第五版（DSM－V）；五是通过"知识链接"，弥补或扩充相关知识；六是在每一章后安排了"复习思考"，以便师生检测学习效果。本教材突出体现了"三基"（基本理论、基本知识、基本技能）、"五性"（系统性、科学性、规范性、适用性、实用性）、"两适合"（适合中职学校学生的特点和认知水平，适合中职教育的教学实际）。

通过本教材的学习，学生能对异常精神活动现象有更全面的认识和了解，具备精神科护士的基本素质，掌握精神科护理的基本技能；具有初步运用精神科护理程序对常见精神障碍患者进行整体护理，指导社区、家庭对精神障碍患者进行防治与康复。

全书共分十二章。其中，第一章、第七章由阳海燕、付昌萍编写；第二章、第六章由吕文艳、秦芳编写；第三章、第四章由刘书莲、陈薇编写；第五章、第十章由韦佳燕、何海艳编写；第八章、第九章由李雨佳、曲振瑞编写；第十一章、第十二章由张蓝之编写。

在本教材的编写过程中，得到了中国中医药出版社的大力帮助和指导，同时各参编单位也给予了极大支持，在此一并致谢！

由于时间仓促，书中如存有错误或不足之处，恳请广大师生及护理界同仁提出宝贵意见与建议，以便进一步修订完善。

《精神护理》编委会

2018 年 1 月

目
录

第一章　绪论 ……………………………………………………… 1

第一节　基本概念 ………………………………………………… 1

一、精神 ………………………………………………………… 1

二、精神科护理学 ……………………………………………… 1

第二节　精神医学及精神护理发展史 …………………………… 2

一、精神医学发展史 …………………………………………… 2

二、精神护理发展史 …………………………………………… 3

第三节　精神科护理工作的范围与任务 ………………………… 4

一、精神科护理工作的范围 …………………………………… 4

二、精神科护理工作的任务 …………………………………… 4

第四节　精神科护理工作者的角色功能与素质要求 …………… 5

一、精神科护理工作者的角色功能 …………………………… 5

二、精神科护理工作者的素质要求 …………………………… 5

第五节　精神科护理相关的伦理与法律 ………………………… 7

一、精神科患者的权利 ………………………………………… 7

二、精神科患者的刑事和民事法律问题 ……………………… 8

三、精神科医护人员的道德伦理要求 ………………………… 9

第二章　精神疾病的基本知识 …………………………………… 11

第一节　精神障碍的病因学 ……………………………………… 11

一、生物因素 …………………………………………………… 12

二、心理因素 …………………………………………………… 14

三、社会因素 …………………………………………………… 15

第二节　精神障碍的分类系统 …………………………………… 16

一、国际精神障碍分类系统 …………………………………… 16

二、美国精神障碍分类系统 …………………………………… 16

三、中国精神障碍分类系统 …………………………………… 17

第三节　精神障碍症状学 ………………………………………… 18

一、感知觉障碍 ………………………………………………… 18

二、思维障碍 …………………………………………………… 22

三、注意障碍 …………………………………………………… 29

四、记忆障碍 …………………………………………………… 30

五、智能障碍 ·· 31

六、定向力障碍 ·· 32

七、自知力障碍 ·· 32

八、情感障碍 ·· 32

九、意志障碍 ·· 34

十、动作与行为障碍 ·· 34

十一、意识障碍 ·· 35

十二、常见的精神障碍综合征 ·························· 37

第三章 精神科护理技能 ·· **39**

第一节 精神障碍的观察与记录 ························ 39

一、精神障碍的观察 ·· 39

二、护理记录 ·· 40

第二节 精神障碍患者的基础护理 ···················· 41

一、日常生活护理 ·· 42

二、饮食护理 ·· 43

三、睡眠护理 ·· 44

四、安全护理 ·· 45

第三节 精神障碍患者的组织与管理 ················· 46

一、患者的组织 ·· 46

二、患者的管理 ·· 46

三、分级护理管理 ·· 47

第四节 与精神障碍患者沟通的技巧 ················· 50

一、与患者沟通的意义 ····································· 50

二、治疗性沟通 ·· 50

第五节 精神科常见危机状态的防范与护理 ········ 54

一、暴力行为的防范与护理 ······························ 54

二、自杀行为的防范与护理 ······························ 57

三、出走行为的防范与护理 ······························ 61

四、噎食的防范与护理 ····································· 62

五、意外的急救护理 ·· 63

第四章 精神障碍患者的治疗及护理 ……………………………………… **66**

第一节 精神障碍的药物治疗与护理 ……………………………… 67

一、常用精神药物 …………………………………………… 67

二、药物治疗过程中的护理程序 …………………………… 71

第二节 电痉挛治疗与护理 ………………………………………… 72

一、电痉挛治疗 ……………………………………………… 72

二、电痉挛治疗的护理 ……………………………………… 73

第三节 心理治疗与心理护理 ……………………………………… 75

一、心理治疗 ………………………………………………… 76

二、心理护理 ………………………………………………… 79

第四节 工娱与康复治疗及护理 …………………………………… 80

一、工娱治疗与护理 ………………………………………… 80

二、康复治疗与护理 ………………………………………… 82

第五节 精神障碍的社区护理和家庭护理 ………………………… 84

一、精神障碍的社区护理 …………………………………… 84

二、精神障碍的家庭护理 …………………………………… 87

第五章 器质性精神障碍患者的护理 …………………………………… **90**

第一节 概述 ………………………………………………………… 90

第二节 常见脑器质性精神障碍及其护理 ………………………… 91

一、常见脑器质性精神障碍 ………………………………… 91

二、脑器质性精神障碍的护理 ……………………………… 95

第三节 常见躯体疾病所致精神障碍及其护理 …………………… 98

一、常见躯体疾病所致精神障碍 …………………………… 99

二、躯体疾病所致精神障碍的护理 ………………………… 101

第六章 精神分裂症患者的护理 ………………………………………… **105**

第一节 概述 ………………………………………………………… 105

第二节 精神分裂症 ………………………………………………… 106

一、病因与发病机制 ………………………………………… 106

二、临床表现 ………………………………………………… 106

三、临床分型 ………………………………………………… 108

四、诊断 ……………………………………………………… 109

五、治疗原则 ……………………………………………………………… 110

第三节 精神分裂症的护理 ……………………………………………… 112

一、护理评估 ……………………………………………………………… 112

二、护理诊断 ……………………………………………………………… 112

三、护理目标 ……………………………………………………………… 113

四、护理措施 ……………………………………………………………… 113

五、护理评价 ……………………………………………………………… 116

六、健康指导 ……………………………………………………………… 116

第七章 情感性精神障碍患者的护理 ………………………………… **119**

第一节 概述 ……………………………………………………………… 119

第二节 情感性精神障碍 ………………………………………………… 120

一、病因与发病机制 ……………………………………………………… 120

二、分类 …………………………………………………………………… 120

三、临床表现 ……………………………………………………………… 121

四、诊断 …………………………………………………………………… 122

五、治疗原则 ……………………………………………………………… 127

第三节 情感性精神障碍的护理 ………………………………………… 128

一、护理评估 ……………………………………………………………… 128

二、护理诊断 ……………………………………………………………… 128

三、护理目标 ……………………………………………………………… 129

四、护理措施 ……………………………………………………………… 129

五、护理评价 ……………………………………………………………… 131

六、健康指导 ……………………………………………………………… 132

第八章 神经症及分离性障碍患者的护理 …………………………… **134**

第一节 概述 ……………………………………………………………… 134

一、概念 …………………………………………………………………… 134

二、神经症的共同特点 …………………………………………………… 135

三、分类 …………………………………………………………………… 135

第二节 常见神经症 ……………………………………………………… 136

一、恐惧症 ………………………………………………………………… 136

二、焦虑症 ………………………………………………………………… 138

三、强迫症 ……………………………………………………………………… 141

第三节 分离（转换）性障碍 …………………………………………………… 143

一、病因 ………………………………………………………………………… 143

二、临床表现 …………………………………………………………………… 144

三、诊断要点 …………………………………………………………………… 146

四、治疗 ………………………………………………………………………… 147

第四节 神经症及分离性障碍的护理 …………………………………………… 147

一、恐惧症患者的护理 ………………………………………………………… 147

二、焦虑症患者的护理 ………………………………………………………… 148

三、强迫症患者的护理 ………………………………………………………… 149

四、分离（转换）性障碍患者的护理 ………………………………………… 150

第九章 精神活性物质所致精神障碍患者的护理 …………………………… 153

第一节 概述 …………………………………………………………………… 154

一、概念 ………………………………………………………………………… 154

二、精神活性物质的分类 ……………………………………………………… 155

第二节 常见精神活性物质所致精神障碍 …………………………………… 155

一、酒精依赖和酒精中毒性精神障碍 ………………………………………… 155

二、阿片类及其他精神活性物质伴发的精神障碍 …………………………… 156

三、镇静催眠类药物所致精神障碍 …………………………………………… 157

四、中枢神经系统兴奋剂所致精神障碍 ……………………………………… 158

第三节 精神活性物质所致精神障碍的护理 ………………………………… 158

一、护理评估 …………………………………………………………………… 158

二、护理诊断 …………………………………………………………………… 159

三、护理目标 …………………………………………………………………… 160

四、护理措施 …………………………………………………………………… 160

五、护理评价 …………………………………………………………………… 162

六、健康指导 …………………………………………………………………… 162

第十章 心理因素相关生理障碍患者的护理 ………………………………… 164

第一节 概述 …………………………………………………………………… 164

第二节 进食障碍的护理 ……………………………………………………… 164

一、病因与发病机制 …………………………………………………………… 165

二、常见分类与临床表现 …………………………………………… 165

三、诊断 ……………………………………………………………… 165

四、治疗原则 ………………………………………………………… 166

五、护理 ……………………………………………………………… 167

第三节 睡眠障碍的护理 ……………………………………………… 169

一、病因与发病机制 ………………………………………………… 169

二、常见分类与临床表现 …………………………………………… 169

三、治疗原则 ………………………………………………………… 170

四、护理 ……………………………………………………………… 171

第十一章 人格障碍与性功能障碍患者的护理 ………………………… 174

第一节 概述 …………………………………………………………… 174

一、病因与发病机制 ………………………………………………… 175

二、人格障碍的共同特征 …………………………………………… 175

三、人格障碍的类型与临床特点 …………………………………… 175

四、治疗原则 ………………………………………………………… 177

第二节 人格障碍的护理 ……………………………………………… 177

一、护理评估 ………………………………………………………… 177

二、护理诊断 ………………………………………………………… 177

三、护理目标 ………………………………………………………… 178

四、护理措施 ………………………………………………………… 178

五、护理评价 ………………………………………………………… 179

六、教育 ……………………………………………………………… 179

第三节 性功能障碍的护理 …………………………………………… 179

一、临床特点 ………………………………………………………… 179

二、病程与预后 ……………………………………………………… 180

三、治疗与预防 ……………………………………………………… 180

四、护理 ……………………………………………………………… 180

第十二章 儿童及少年期精神障碍的护理 ……………………………… 183

第一节 心理发育障碍及护理 ………………………………………… 183

精神发育迟滞 …………………………………………………………… 183

一、病因 ……………………………………………………………… 184

二、临床表现 ……………………………… 184

三、治疗原则与预防 ……………………… 184

四、护理 …………………………………… 184

儿童孤独症 …………………………………… 185

一、病因 …………………………………… 186

二、临床表现 ……………………………… 186

三、治疗原则与预后 ……………………… 186

四、护理 …………………………………… 186

第二节　儿童少年行为和情绪的护理 ……… 187

注意缺陷与多动障碍 ………………………… 187

一、病因 …………………………………… 188

二、临床表现 ……………………………… 188

三、治疗原则与预后 ……………………… 188

四、护理 …………………………………… 188

品行障碍 ……………………………………… 189

一、病因 …………………………………… 189

二、临床表现 ……………………………… 189

三、治疗原则与预后 ……………………… 190

四、护理 …………………………………… 190

情绪障碍 ……………………………………… 191

一、病因 …………………………………… 191

二、临床表现 ……………………………… 191

三、治疗原则与预后 ……………………… 191

四、护理 …………………………………… 191

主要参考书目 ………………………………………………… **194**

第 一 章

绪　论

扫一扫，看课件

【学习目标】

1. 掌握精神护理工作的范围与任务。
2. 熟悉精神护理的伦理法律、角色功能与素质要求。
3. 了解精神医学及精神护理的发展简史。

第一节　基本概念

一、精神

精神（mind）又称为心理，是指大脑的功能，是客观世界在人脑的反应，它是人的意识、思维活动和心理状况的总称。精神活动的物质基础是大脑。大脑的功能结构被破坏或者发生改变，精神活动就会随之改变。

精神健康（mental health）又称为心理健康，是指个体的生理、心理与社会处于相互协调的和谐状态，是自我与他人之间的一种良好的人际关系的持续。精神健康的标志：对自我的肯定态度，具有健全的人格，不断地成长和发展，具有一定自我调控能力，具有良好的社会适应能力。

精神障碍（mental disorder）又称精神疾病（mental illness），是以精神活动紊乱或失调为主要表现，出现认知、情感、意志和行为等精神活动不同程度的异常，常伴有生理功能的改变。

二、精神科护理学

精神科护理学（psychiatric nursing）是研究对精神疾病患者实施护理和帮助健康人保

1

持精神（心理）健康、防止精神疾病发生的一门科学。它是建立在护理学基础上的一门专科护理学，即以护理学的理论为基础，从生理、心理、社会三方面进行研究和帮助精神疾病患者，促进全人类的身心健康。

第二节　精神医学及精神护理发展史

一、精神医学发展史

精神病学（psychiatry）一词，源于希腊语，"psyche"即精神、灵魂，"iatria"则为治疗之意。

古希腊的希波克拉底（Hippocrates，前460—前377）是科学医学的奠基人，也被尊崇为精神病学之父。盖伦（Galen，130—200）是罗马时代著名的医生，他继承了希波克拉底的观点，对抑郁症的不同类型进行了描述。18世纪的西欧对精神病学的发展来说是一个转折点，从那以后，精神病才被看作是一类需要治疗的疾病，精神病人是社会的成员。18世纪法国大革命后，比奈尔（Pinel，1754—1826）是第一个被任命当"疯人院"院长的医生，他提出解除病人的枷锁和以人道主义态度对待精神病人，把"疯人院"变成医院，进行了有历史意义的革命，为后来的精神病学的发展奠定了基础。19世纪中期，德国精神病学者克雷丕林（Kraepelin，1856—1926）以临床观察为基础，以病因学为根据，提出了疾病分类学原则，被称为"现代精神病学奠基人"。同时期的弗洛伊德（Freud，1856—1939）创立精神分析理论，从病理心理领域来探讨某些精神障碍的病因，并寻求治疗的途径。瑞士的精神病学家布鲁勒尔（Bleuler，1857—1939）在1911年提出"精神分裂症"的病名，取代了克雷丕林的"早发性痴呆"，迄今已为世界精神病学界所接受。著名的俄国生理学家巴甫洛夫（Pavlov，1849—1936），主要从事高级神经活动生理学研究，在大量实验室研究基础上，建立了条件反射学说，对精神病学有很大的贡献。

我国是世界上最早采用精神疗法治疗疾病（心理治疗）的国家。祝由，即祝说病之由来。古代巫医多采用祝福祷告的精神疗法治病。《素问·移精变气论》云："古之治病，惟疑精变气，可祝由而已。"《灵枢·贼风》曰："先知其病之所以生者，可祝由而已。"道家称采用符咒祛病者为"祝由科"，认为精神病症现象是鬼神附体作怪，属巫医之类。古代卫生机构多设有祝由科，相当于现代的"心理咨询"。实际上，中医四诊都包含了祝由的内容。

新中国成立以来，中医精神科领域得到了空前的发展，特别是开展精神疾病"瘀血"学说的基础理论和临床治疗研究取得了可喜的成就。北京张继志等对精神分裂症血瘀证进行了更系统的深入研究，通过中医四诊及血液流变学检查，发现精神分裂症患者确实存在血瘀证，并用血府逐瘀汤治疗，取得了一定的疗效，在精神疾病的维持治疗、疗效巩固、解决服用西药所出现的不良反应等方面起到了良好的优势互补作用。北京沈渔邨、罗和春等运用活血化瘀药银杏叶治疗慢性精神分裂症同样取得了较好的临床效果。在治疗抑郁症方面，北京罗和春、贾云奎等以电针百会、印堂穴治疗抑郁症，与抗抑郁药阿米替林进行对照比较研究，证实电针疗法与阿米替林具有相同的疗效；并经 2～4 年随访，远期疗效无显著性差异。

二、精神护理发展史

精神护理形成比较晚。国外有关精神护理的文字记载源于 1814 年希区（Hitch）在精神病疗养院使用受过专门训练的女护士进行专门的看护工作。继之，南丁格尔在《人口卫生与卫生管理原则》一书中强调注意患者的睡眠与对患者的态度，防止精神疾病患者伤人、自伤。从此开始了要求护理人员在临床医学各科工作中不能忽视对精神问题的关注。1873 年理查兹（Linda Richards）提出了要以对内科疾病患者护理的同等水平来护理精神障碍患者，重视患者躯体方面的护理与生活环境的改善。由于她的贡献及影响，确定了精神科护理的基础模式，因此她被称为美国精神科护理的先驱。

美国最早专门为培训精神科护理人员而开办的护理学校创设于 1882 年，在马萨诸塞州的马克林医院，它包含两年的课程，但是课程中很少有精神科方面的内容。当时精神科护理人员的主要工作依然是照顾患者躯体各项功能，如给药、提供个人卫生等。心理护理方面，在当时的课程内容中只是提到要有耐心及亲切地照顾精神上有障碍的患者。

进入 20 世纪 30 年代后，精神科护理的角色逐渐发生了一些变化。由于精神科治疗方法的快速发展，许多躯体疗法在精神医学领域得到了广泛应用，如深度睡眠疗法（1930）、胰岛素休克疗法（1933）、精神科外科疗法（1935）、电抽搐疗法（1938）等。1953 年精神科药物应用到临床后，精神科随之增加了许多治疗性的内容，从根本上改变了精神科治疗手段的困境。随着治疗效果的明显改善，住院患者不断增加，这就需要大量有经验的专科护理人员来担任护理工作，因此精神科护士在精神科治疗中逐渐拥有了一定地位。

新中国成立前，我国由于连年战争，经济落后，缺医少药，设备简陋，专业护理人员严重不足，技术力量极其薄弱，精神障碍的治疗和护理更是得不到重视和发展。直至新中国成立后，精神障碍的治疗和护理才得到应有的重视和发展，各级精神病医院在全国纷纷建立，大量受过培训的护士加入到精神科护理队伍。20 世纪 90 年代，全国精神科护理专业委员会成立，并制定出一系列的精神卫生保健护理管理制度，各省也纷纷成立分会，精神科护理事业真正步入正轨并得到健康发展，护士的知识结构和文化水平都有了很大提高，各种教育培训方式培养出大批高层次护理人才从事精神科护理，精神科护理的服务质量、业务水准、教育教学、科学研究等都有了很大进步，从而促进和推动了精神科护理事业的蓬勃发展。

第三节 精神科护理工作的范围与任务

一、精神科护理工作的范围

(一)精神障碍的预防

积极地开展社区精神卫生知识宣传教育活动，提供社区居民维护精神健康的方法，预防和减少精神障碍的发生，对居民精神健康状况进行定期筛查。

(二)精神障碍健康的促进

通过提供有效的治疗环境、治疗手段及康复训练，增强患者适应社会的能力，提高其生活质量。

(三)健康教育

主要是对精神障碍患者及其家属的健康教育和指导，包括心理卫生的知识，对精神疾病的正确认识，精神类药物的使用指导，各种精神疾病治疗的特点，防止精神疾病复发的知识等。

二、精神科护理工作的任务

精神护理的目标在于运用治疗性关系和治疗性沟通技巧，帮助患者形成健康的行为模式，增强其社会适应能力，使其逐渐康复，并最终重返家庭和社会。因此研究如何建立科学的护理体系，以便更好地服务于精神障碍患者，帮助患者恢复正常的生理及社会功能，保持个体的心理健康，是精神护理的核心任务。

精神科护理工作要求护理人员：

1. 研究并实施对精神障碍患者进行科学管理的方法和制度，能为患者提供安全、舒适的治疗和休养环境，防止意外事故的发生。

2. 研究和实施与精神障碍患者进行有效沟通的途径与方法，应用沟通技巧与患者建立良好的治疗性人际关系，进行有效的治疗性沟通。

3. 探索和理解患者正常与异常的心理活动，做出正确的护理评估，确定恰当的护理目标并实施有效的护理措施，开展有针对性的心理护理。

4. 研究和实施对精神障碍患者的各种专科治疗的护理，训练和恢复患者的正常生活能力和社会功能，促进患者康复并回归社会。

5. 研究和实施精神科护理过程中的伦理及相关法律问题，以维护患者的权利与尊严，以确保患者得到应有的尊重与恰当的治疗，对失去责任能力的患者提供一定的法律保护。

6. 研究和实施怎样在精神障碍治疗机构中规范护理文书，以协助诊断，防止意外事件发生，并为医疗、科研、教学、法律和劳动鉴定等积累资料。

7. 研究和实施怎样在医院、社区和社会开展精神卫生宣教工作，认真贯彻预防为主的方针，做到对精神障碍的防治结合以及医院与社区结合，促进患者回归社会。

8. 研究如何提高精神科护理人员的医德修养和业务素质，使其具备同情心以及人道主义精神，能够真正做到关爱患者，掌握为精神障碍患者解除病痛的理论知识和专业技能。

第四节　精神科护理工作者的角色功能与素质要求

一、精神科护理工作者的角色功能

精神科护士的角色功能与其工作的性质、任务等密切相关，因其工作的特殊性，精神科护士在工作中常常扮演和承担多种角色。

（一）护理者

精神科护士需要满足患者与其他临床科室患者同样的需求，其工作内容包括基础护理、症状护理、心理护理等。其中精神科最重要的工作是安全护理。

（二）咨询者

精神科护士作为与患者接触最多的医务工作者，常常给患者和家属提供各种医学知识的咨询。

（三）治疗者

精神科护士应积极地参与对精神科患者的各种治疗，如给药、心理治疗、松弛治疗、行为矫正、电抽搐治疗等。

（四）陪伴者

部分精神障碍患者生活不能自理或者必须住院治疗，精神科护士应给予陪伴与照顾，给予患者如同家人般的安慰与鼓励。

（五）领导者

精神科护士应鼓励患者积极参与整个治疗和护理过程，负责对患者的日常生活、娱乐活动、健康教育等进行组织与管理。

二、精神科护理工作者的素质要求

精神科护理人员的工作对象是各种精神障碍患者。病情严重者表现出思维紊乱、行为怪异，丧失工作、学习和生活的自理能力，部分患者不仅不承认自己有病，还可能伤及自身、危及家属和社会，这就对精神科护理人员各方面的素质提出了更高的要求，因此一个合格的精神科护理工作人员应具备：

(一)健康的心理及积极应对困难的态度

精神科护理人员在工作中保持健康的心理和乐观、开朗、稳定的情绪，才能提高治疗和护理的质量与效率。反之，如果护理人员心理状态不良，出现烦躁、焦虑、抑郁等情绪，则容易对患者构成不良的心理感染效应，甚至出现差错或事故。因此要求护理人员能够通过应激反应将其转化为积极的、健康性因素，保护自己，通过护理活动还可促进护理对象的精神健康。

(二)敏锐的观察能力和对异常情况的分析能力

精神疾病患者大多对自身症状缺乏认识，不安心住院，为了早日出院常常隐瞒病情。有的患者想出走或自杀，表面却装作若无其事，甚至一反常态地表现出积极配合、友好合作、心情愉悦；有的患者疾病复发前有睡眠、情绪或行为异常的先兆。因此，精神科护理人员要具有敏锐的观察力，保持较高的警惕性。同时护理人员要运用自己掌握的知识和能力，对所收集到的资料进行分析，做出正确的判断，及时采取措施，防止意外发生。

(三)丰富的专业知识技能和人文知识

精神科护理人员除了学习护理学与医学基础知识之外，还应学习心理与精神医学等相关基础知识。同时掌握运用行为治疗及心理治疗来矫正和改善患者不恰当行为的方法。在精神科临床护理工作中，技术操作相对较少，而更多的是与患者的沟通交流。但是这种沟通并不容易，加上患者的背景又各不相同，因此护理人员必须具有良好的人文修养，才能真正理解患者的心理状态和需求，并且给予患者有效的帮助。此外还要了解不同地域的风俗文化，以消除文化屏障，促进沟通。

(四)良好的职业素养和乐于奉献的精神

良好的职业道德是一名精神科护理人员必须具备的。因为许多精神障碍患者在病态下无法控制自己的行为，生活不能自理，经常出现一些自伤、伤人、暴力侵犯等行为，所以精神科护理工作比其他科的护理工作更加艰辛。尊重护理对象是最基本的职业道德要求，任何时候、任何场合都不能愚弄、嘲笑、歧视甚至侮辱护理对象，不任意约束护理对象，更不能恐吓、威胁、报复护理对象，一视同仁，尊重其平等就医权；关心爱护护理对象，有同情心与责任感，面对患者的异常行为，要能做到不厌其烦，耐心细致，而且面临患者暴力行为的威胁及其他行为所带来的困扰时，要能充分理解患者的痛苦，正确认识精神障碍所造成的异常行为的病态性。

第五节 精神科护理相关的伦理与法律

精神疾病的特殊性，决定了精神科护理伦理问题的特殊性。精神科护理人员要以科学严谨的工作态度，在充分尊重患者权益的同时，避免医疗纠纷，维护正常的医疗秩序，为患者提供热情、周到、优质的护理服务。

精神科护理伦理包括三个方面：精神科患者的权利、精神科患者的刑事和民事法律问题、精神科医护人员的道德伦理要求。

一、精神科患者的权利

(一)医疗服务权

每位精神障碍患者都享有医疗服务的权利。

(二)拒绝住院的权利

精神科工作人员应避免发生非自愿住院的情况，但如果由于病情严重，判断力受损，患者不住院就可能导致病情恶化，则可按照必要手续：两位精神科医师诊治同意住院治疗，住院后上报、审查。

(三)人身自由权

对患者不能有任何有辱人格或其他形式的虐待，禁止非法限制精神障碍患者的人身自由等，除非为了保护精神障碍患者的权利或使其身心得到发展而必须采取的措施，以及对精神障碍患者本人有危险或对他人的安全构成威胁而进行的约束。

(四)隐私权

未经患者本人或其监护人同意，任何单位或者个人不得公开精神障碍患者及其家属的姓名、住址、工作单位、肖像、病史资料以及其他可能推断出其具体身份的信息。

(五)学习和劳动就业权

精神障碍患者病愈后，依法享有入学、应试、就业等方面的权利。在劳动关系存续期间或者聘用合同期内，精神障碍患者病愈后，所在单位应为其安排适合的工种和岗位，在待遇和福利方面不得歧视。

(六)知情同意权

精神科工作人员要以患者足够理解的语言告知患者的疾病诊断、治疗方案的选择和可能后果等情况，并取得患者同意。

(七)通信及会客权

住院治疗的精神障碍患者享有通信、受探视权利，因病情或者治疗等原因需要限制其上述权利时，医护人员应当告知家属或患者理由，并记录在病历中。

(八)诊断复核权

对被诊断患有精神疾病的患者,医疗机构应当按照国家现行的医学标准或者参照国际医学标准进行复核。对经诊断未能确诊或者对诊断复核结论有异议的,医疗机构应当组织会诊。

二、精神科患者的刑事和民事法律问题

(一)刑事责任能力评定

刑事责任能力是指行为人能够正确辨认自己行为的性质、意义及后果并能依据这种认识而自觉地选择和控制自己的行为,而对自己所实施的刑法所禁止的危害社会的行为承担刑事责任能力。其评定需要符合医学条件和法学条件。

1. 无责任能力的判定 医学条件:临床上诊断患某种严重的精神疾病,并且处于疾病的发作期;中度或者重度精神发育迟缓,或者虽未达到中重度,但伴有精神分裂症症状发作,妄想性障碍和4种例外状态(病理性醉酒、病理性激情、病理性半醒状态和一过性精神模糊)。法学条件:具备以上医学条件之一的被鉴定人,在发生危害行为的当时由于某种精神病性症状而使其辨认能力和控制能力丧失。

2. 限定责任能力的评定 医学条件:精神疾病未愈,部分缓解或者残留状态;轻度或者中度精神发育迟滞;具有明显的精神障碍。法学条件:具备以上医学条件之一的被鉴定人,在发生危害行为的当时由于明显的精神障碍使其辨认能力或控制能力有所减弱,但未达到丧失或不能控制的程度。

3. 责任能力的评定 医学条件:精神疾病痊愈,或者缓解处于间歇期;轻度或者轻微的精神发育迟滞;无明显的精神障碍;诈病或无病。法学条件:被鉴定人具备以上医学条件之一,危害行为发生时,无客观证据证明辨认能力或控制能力有明显削弱。

(二)民事行为能力判定

民事行为能力主要是指自然人能够以自己的行为按照法律规定处理日常事务的能力。如结婚、离婚、抚养子女、遗嘱、合同以及诉讼能力。依据行为能力的大小,被分为无民事行为能力、限定民事行为能力和完全民事行为能力。在评判时需要依据医学标准和法律检验标准。

1. 无民事行为能力 患有严重精神疾病,多丧失自控和辨认能力。

2. 部分行为能力 精神发育迟滞者(中度、轻度)多能较好地保留对周围环境的认识、批判能力,自制能力完整。

3. 完全行为能力 大多数人格障碍者、精神症患者及处于精神疾病间歇缓解期的患者,保留着很好的辨认或者自控能力。

（三）司法精神医学鉴定

司法精神医学鉴定是指受司法部门的委托，鉴定人应用临床精神医学知识、技术和经验，对涉及法律问题或疑有精神疾病的人进行精神状况的检测分析、诊断以及判定其精神状态与法律的关系的过程。目前我国的鉴定机构主要有两种：一是医学鉴定机构，二是司法鉴定机构，鉴定机构一般采用 3～5 人小组鉴定方式。

三、精神科医护人员的道德伦理要求

1. 保护精神障碍患者的隐私　隐私权是精神障碍患者的基本人权，相关的法律法规规定，即使家庭成员也无权获得患者的治疗信息（未成年人除外），但隐私涉及内容会威胁患者或者他人利益时，精神科医护人员有义务和责任向特定的机构透露相关信息，如自杀、暴力倾向等。

2. 尊重精神障碍患者的知情权　对患者进行评估时，精神科医师的首要职责是告知患者评估的目的、评估结果的用途及可能出现的后果。

复习思考

1. 精神科护理工作的范围不包括（　　）

   A. 精神卫生的预防　　　　　　　　　B. 精神障碍的治疗

   C. 精神障碍的诊断　　　　　　　　　D. 精神障碍的康复

   E. 健康教育

2. 下列不属于精神障碍患者权利的是（　　）

   A. 精神卫生的预防的权利　　　　　　B. 医疗保健权

   C. 拒绝住院的权利　　　　　　　　　D. 隐私权

   E. 学习和劳动就业的权利

3. 医学条件为轻度至中度精神发育迟滞的病人可判定为（　　）

   A. 无责任能力　　　　　　　　　　　B. 限定责任能力

   C. 完全责任能力　　　　　　　　　　D. 部分责任能力

   E. 全面责任能力

4. 医学条件为具有明显精神障碍的病人可判定为（　　）

   A. 无责任能力　　　　　　　　　　　B. 限定责任能力

   C. 完全责任能力　　　　　　　　　　D. 部分责任能力

   E. 全面责任能力

5. 医学条件为精神疾病已经痊愈，或者缓解处于间歇期的病人可被判定为（　　）

A. 无责任能力   B. 限定责任能力

C. 完全责任能力   D. 部分责任能力

E. 全面责任能力

扫一扫，知答案

第二章

精神疾病的基本知识

扫一扫，看课件

【学习目标】

1. 掌握常见精神疾病症状的概念及精神障碍的常见症状。
2. 熟悉精神障碍的病因、常见精神障碍的临床表现及其诊断意义。
3. 了解精神障碍的分类系统。

案例导入

王女士，35 岁，半年前母亲突然病故，此后失眠，情绪低沉，不愿与人交往，近 3 个月来独处时常听见有人对她讲话，说母亲病故与某人有关，故多次给公安机关写信反映母亲被害之事，后来又感觉到自己的思维、情感不由自己支配，自己的想法还未说出已尽人皆知，常独自哭泣。

请思考：1. 王女士可能出现的精神症状有哪些？

2. 根据这些精神症状，你判断王女士可能的医疗诊断是什么？

第一节 精神障碍的病因学

人脑是进行精神活动的器官，凡是能损害人脑的结构和功能或影响人脑正常发育的有害因素都可能引起精神障碍。精神障碍的病因学是一个复杂而又十分重要的课题，至今尚未完全阐明，但是经过半个多世纪的大量探索性研究，对精神障碍的发生有了较大的发现，目前较一致的观点是：精神障碍的发生通常不是由单一的致病因素导致，而是与生物、心理和社会三方面的因素有密切关系。

知 识 链 接

必须纠正一个不正确的观念——"精神疾病都是精神刺激的结果"。

人们通常都会有一个不正确的观念——"精神疾病都是精神刺激的结果"。一个很显然的事实足以证明这一说法的偏颇：同样遭受失恋的打击，多数人不会出现精神疾病，出现精神疾病的人遭受的失恋事件，多数都是一般人能够处理好的。因此，精神刺激必须和个人的性格与素质结合才可能起到一定的致病作用。也可以说，是在外在因素和内在因素相互作用下才导致精神疾病的发生，而且更多的时候外因只是条件或是"诱因"，内因才是基础。

一、生物因素

（一）遗传因素

通过对家系、双生子和寄养子的研究发现，遗传因素在某些精神障碍的发病中起着重要的作用，如精神分裂症、情感性精神障碍等。发病中所产生的影响程度称为遗传度（heritability），一般用百分比表示。遗传度越高，受环境因素影响就越小，就越容易患病，如精神分裂症遗传度为70%左右，同卵双生子发生精神分裂症的同病率为50%，而异卵双生子仅为10%；具有精神分裂症父（母）亲的寄养子患病率明显高于无家族史的寄养子。遗传是否显现，还取决于病前和发病时的社会环境因素对患者的影响，即精神障碍的遗传性是基因将疾病的易感性传给下一代，是否发病还与环境有密切的关系。

（二）器质性因素

感染、躯体疾病、中毒、颅脑损伤等均可影响中枢神经系统，引起脑功能障碍或脑器质性病变而导致各种精神障碍。

1. **感染** 包括急、慢性躯体感染和颅内感染。由于细菌、病毒、原虫、螺旋体的感染所引起的高热，病原体毒性代谢产物的吸收，电解质平衡失调、衰竭、缺氧、维生素缺乏和血管病变均可导致脑功能性或脑器质性病变，从而引起各种精神障碍。常见的感染有肺炎、脑膜炎等。

2. **躯体疾病** 由于内脏各器官、内分泌、代谢、营养、结缔组织和血液系统疾病，而引起脑功能障碍和精神障碍。如肝性脑病、肺性脑病、肾性脑病、糖尿病、低血糖、系统性红斑狼疮等疾病伴发的精神障碍。

3. **中毒** 即精神活性物质所致的精神障碍。某些外源性毒性物质侵入体内，可造成中毒或依赖，如医用药物中的镇静药、催眠药等；成瘾药中的大麻、鸦片类等，均可影响中枢神经系统，导致精神障碍。

4. 颅脑外伤 由于外力直接作用导致颅内血液循环障碍和脑脊液动力失去平衡或脑皮质散在小出血点、脑水肿等引起短暂或持续的精神障碍。如脑挫伤、脑裂伤和脑血肿。

(三)神经生化因素

研究证明，神经生物化学改变与精神障碍有一定的关系，如精神分裂症病人的多巴胺有过度活动，抑郁症病人可能与脑内去甲肾上腺素及 5 - HT 缺乏有关，而躁狂发作病人去甲肾上腺素过高，超过30%的孤独症患儿全血中存在 5 - HT 水平的升高，更年期后更易发生抑郁症可能是体内激素不平衡所致。目前精神障碍的药物治疗原理多是通过改变神经生化递质的活性或量而达到缓解症状的作用，这也充分说明神经生化改变与发病的关系。

(四)年龄和性别因素

由于性别和年龄的不同，机体的发育、生理机能和心理活动等都会有明显的个体差异，与精神病的发生有一定关系。

1. 性别因素 精神障碍在男性或女性的发生比率有明显的差异。女性由于性腺内分泌和某些生理过程的特点如月经、妊娠、分娩、泌乳和产褥等影响，常可出现情感不稳、急躁、烦闷、多变、冲动、兴奋、过敏、抑郁、焦虑或喜悦等症状。同时女性情感丰富、脆弱、敏感，常可因心理的应激而引起脑机能障碍，表现出各种神经症和某些精神病的症状。男性常因饮酒、吸毒、外伤、性病、感染等机会较多，因而易患酒精依赖、脑动脉硬化性精神障碍、颅脑损伤性精神障碍和神经衰弱等。

2. 年龄因素 在临床上，不同的年龄可出现不同的精神障碍。儿童期由于整个精神发育和躯体发育还未达到成熟阶段，缺乏控制情感和行为能力，从而对外界环境不能适应，对各种心理因素过于敏感，容易出现情感和行为障碍，如自闭症、多动症等。青春期由于内分泌系统特别是性发育的逐渐成熟，而自主神经系统尚不稳定，情绪易波动，对外界应激因素敏感，故容易出现神经衰弱、强迫症、分离障碍；精神分裂症、躁狂抑郁症亦好发于该年龄阶段。中年期正处于脑力和体力最充沛最活跃时期，思维和情感活动丰富，思考较多，日常工作和生活处于兴奋、紧张状态，如遇生活应激事件，易引起妄想观念、抑郁性疾病、心身疾病及其他精神障碍。更年期主要由于内分泌系统特别是性腺功能和其他生理功能的减弱或开始衰退，导致情感脆弱，易激动、伤感、多疑、过敏、多虑等。在此基础上，如发生生活应激事件就容易出现抑郁、焦虑、妄想等状态和自主神经功能障碍等。老年前期或老年期，由于生理功能处于衰老过程，容易患脑动脉硬化性精神障碍、帕金森病、阿尔茨海默症和其他脑退行性疾病伴发精神障碍。

二、心理因素

(一)人格特征

人格是个体心理素质的体现，艾森克人格测验的结果显示：神经质特征突出的人容易产生各种神经症性障碍，而精神质特征突出者容易产生精神分裂症等精神性障碍。研究发现，童年遭受躯体和性虐待者，成年以后容易患抑郁症和分离障碍等神经症性障碍；童年期受到过分保护，其应对机制往往不健全，处于应激状态时容易产生应激性精神障碍。尽管人格类型各异，但总体来讲外向型的人善于表达自己的情感，喜欢与人交往，缓解压力的途径与方式较多，不易患精神障碍；内向型的人则相反。通常宽容、大度的人格特点有利于人的心理健康，而多疑、嫉妒、自责、悔恨、怨恨等人格特点容易导致精神障碍。

知 识 链 接

易患精神病的四种性格：

一是循环性格。这种性格的特点是"一阵风，一阵雨"，有时情绪特别高涨，对人特别热情，有时却一落千丈，兴趣和幻想顿时烟消云散，故称之为"循环性格"。此种性格的人稍有刺激就容易患情感性精神病。

二是癔症性格。这种性格的特点是"好比孩儿脸，一天十八变"，感情波动大，时而悻悻，时而快快。办事草草了事，说话不着边际。这种性格的人遇到强烈的精神创伤和不良刺激后，就会得癔症。

三是分裂性格。这种性格的特点是"风马牛不相及、鸡犬不相往来"，性格内向怪癖又不善交际，平时沉默寡言，思维片面离奇、生活懒散随便、工作消极被动、遇事爱钻牛角尖。这种性格的人遇到挫折后易患精神分裂症。

四是偏执性格。这种性格的特点是"不到黄河心不死，一到黄河死不及"。性格固执倔强、敏感多疑、急躁易怒。喜欢嫉妒和责备他人，使自己孤立于社会、家庭和人群。这种性格多见于男性青年，是诱发偏执型精神病的不良性格。

(二)心理应激

心理分析理论认为，心理未能解决的冲突，可引起不正当的心理防卫机制，使情绪等心理活动异常，进而影响躯体的健康状态。中医学论著中有关"七情"内伤的论述，论及剧烈的情绪变化和躯体疾病的发生有内在密切的联系，即所谓"大怒伤肝，大喜伤心，思虑伤脾，悲忧伤肺，惊恐伤肾"。由此说明了心理因素对疾病发生的影响作用。同理，心理因素对某些精神疾病的发生也有一定作用。

1. 生活事件　生活事件与精神障碍之间的关系有时很明显，如亲人离世、师生、同学或同事关系紧张、失学、失业、离婚等。

2. 应激事件　应激事件也是引起精神障碍的原因之一。如地震、水灾、海啸、火灾等自然灾害；爆炸、战争、车祸等重大骤然事件，可迅速引起急性短暂或持久性精神障碍。如 2008 年 5 月 12 日中国汶川特大地震后，国内外学者在不同时段，对受灾地区不同人群的心理问题进行了诸多研究，发现急性应激、创伤后应激、焦虑、抑郁等精神障碍的发生率明显提高。

三、社会因素

1. 社会支持系统　是指人际关系对应激的有害影响所起的保护作用。一个完备的支持系统包括亲人、朋友、同学、同事、邻里、老师、上下级、合作伙伴等，有时还包括由陌生人组成的各种社会服务机构。良好的社会支持系统，能够减轻应激对健康的不利影响，可使压力事件的强度相对降低，减少患精神障碍的几率；不良的支持系统，可以使压力增强，增加精神障碍的发生几率。

2. 环境因素　自然环境（空气污染、交通拥挤、噪音、生存空间过小）、社会环境（紧张的人际关系、社会动荡、重大变革、物价上涨）可增加心理和躯体的应激，均可导致心身疾病、神经症等精神障碍。

3. 社会文化　社会风俗、民族文化、宗教信仰等也与精神障碍的症状密切相关，会导致与文化相关的精神障碍，如中国、印度、马来西亚等国家的"缩阳症"，日本冲绳岛的"矮奴症（EMU）"，加拿大森林地区的"冰神附体症（Wililge）"等都与当地文化有密切关系；分离障碍、恍惚状态和附体状态在低文化地区较高文化地区要常见，精神发育迟滞和癫痫则农村较城市发病率高，精神分裂症患病率城市明显高于农村等。

4. 社会变迁　研究发现，移居陌生地区尤其是语言、文化背景完全不同的地区（国家）或避难也可成为精神障碍的发病因素，其原因主要是环境改变、语言不通、害怕生病、怕遭歧视等诸多适应上的问题。如田村幸雄（1944）调查二战期间，日本到我国黑龙江开垦的移民，有 10% ~ 20% 的人出现紧张、焦虑、抑郁、幻听、妄想或自责自罪等症状。

总之，生物学因素、心理因素和社会文化因素在精神障碍的发病过程中共同起作用，只不过不同的精神障碍，起主导作用的致病因素有所不同。如精神分裂症，起主导作用的致病因素为遗传、性格特征等因素；神经症、心因性精神障碍则是心理社会因素起着重要的影响，所以临床分析患者的病因时应注意综合考虑。

第二节　精神障碍的分类系统

精神障碍的病因与发病机制尚存争议，所以精神障碍的分类与诊断基本停留在症状学的水平上。症状学的分类是将各种复杂的精神症状和临床现象，以一定的标准和目的给予分类和整理，将各种精神症状根据症状的分类、临床特点、病程和转归的内在规律性，组合为不同的症状群，并将其标定为特定的精神障碍。目前精神病医学使用的精神障碍分类系统有三种。

一、国际精神障碍分类系统

WHO 公布的《疾病及有关健康问题的国际分类（International Statistical Classification of Diseases and Related Health Problems，ICD）》，简称国际疾病分类，目前已出版到第 10 版（1992 年），简称 ICD – 10，包括所用疾病的分类，第 5 章是关于精神障碍的分类，主要类别如下：

F00 ~ F09　器质性（包括症状性）精神障碍（含痴呆）

F10 ~ F19　使用精神活性物质所致的精神及行为障碍（含酒、药物依赖）

F20 ~ F29　精神分裂症、分裂型及妄想性障碍

F30 ~ F39　心境（情感性）障碍

F40 ~ F49　神经症性、应激性及躯体形式障碍（含焦虑、强迫和分离性障碍等）

F50 ~ F59　伴有生理障碍及躯体因素的行为综合征（含进食障碍、睡眠障碍、性功能障碍）

F60 ~ F69　成人的人格与行为障碍

F70 ~ F79　精神发育迟滞（智力障碍）

F80 ~ F89　心理发育障碍［弥漫性发育障碍（含孤独症）、言语和语言发育障碍、学习技能障碍等］

F90 ~ F98　通常发生于儿童及少年期的行为及精神障碍（多动性障碍、品行障碍、抽动障碍等）

F99　待分类的精神障碍

二、美国精神障碍分类系统

美国的精神障碍分类系统称为《精神障碍诊断与统计手册》（Diagnostic and Statistical Manual of Mental Disorders，DSM），目前使用的是美国精神医学学会（American Psychiatric Association，APA）于 2013 年修订的第五版（DSM – Ⅴ）。DSM – Ⅴ系统将精神障碍分为 22

大类：

1. 神经发育障碍

2. 精神分裂症谱系及其他精神病性障碍

3. 双相及相关障碍

4. 抑郁障碍

5. 焦虑障碍

6. 强迫及相关障碍

7. 创伤及应激相关障碍

8. 分离障碍

9. 躯体症状及相关障碍

10. 喂食及进食障碍

11. 排泄障碍

12. 睡眠－觉醒障碍

13. 性功能失调

14. 性别烦躁

15. 破坏性、冲动控制及品行障碍

16. 物质相关及成瘾障碍

17. 神经认知障碍

18. 人格障碍

19. 性欲倒错障碍

20. 其他精神障碍

21. 药物所致的运动障碍及其他不良反应

22. 可能成为临床关注焦点的其他状况

三、中国精神障碍分类系统

参照 ICD－10 的标准，又考虑到中国的实际情况，我国在 2001 年制定了中国精神障碍分类及诊断标准（Chinese Classification and Diagnostic Criteria of Mental Disorders，CCMD）第 3 版（CCMD－3）。CCMD－3 采用 0～9 位编码进行分类，将常见的精神障碍分为 10 大类：

0. 器质性精神障碍

1. 精神活性物质与非成瘾物质所致精神障碍

2. 精神分裂症和其他精神病性障碍

3. 情感性精神障碍（心境障碍）

4. 癔症、严重应激障碍和适应障碍、神经症

5. 心理因素相关生理障碍

6. 人格障碍、习惯与冲动控制障碍、性心理障碍

7. 精神发育迟滞与童年和少年期心理发育障碍

8. 童年和少年期的多动障碍、品行障碍、情绪障碍

9. 其他精神障碍和心理卫生情况。

第三节　精神障碍症状学

精神症状是一组异常的精神活动，它源于大脑功能的障碍，通过个体的外显行为如言谈、书写、表情、动作行为等表现出来。由于目前对精神障碍的病因与发病机制还没有更深入的认识，所以精神障碍的诊断和分类主要根据症状学的特点。因此，学习正确地识别和分析精神障碍的症状，在临床护理工作中有非常重要的意义。

精神症状一般具有以下特点：①症状的出现不受患者意识的控制；②症状一旦出现，难以通过转移令其消失；③症状的内容与周围客观环境不相称；④症状多带给患者痛苦的体验和不同程度的社会功能损害。

判定某一种精神活动是否正常，一般应从三个方面进行对比分析：①纵向比较，即与其过去一贯表现相比较，精神状态的改变是否明显。②横向比较，即与大多数正常人的精神状态相比较，差别是否明显，持续时间是否超出了一般限度。例：一位患者说："看到自己家的房顶上有一闪光的十字架及一具可怕的骷髅，他们在寻找死亡女神和希望女神。"而正常人在他家则不会看到此种景象。③分析判断，应注意结合当事人的心理背景和当时的处境进行具体分析和判断。

精神症状受个体因素和环境因素的影响，都可能使精神症状表现得不典型或出现特定的表现，另外精神症状也不是随时随地都表现出来的，因此必须进行仔细的观察、反复检查及分析综合才能做出正确的判断。

一、感知觉障碍

(一)感觉障碍

感觉（sensation）是大脑对直接作用于感觉器官的客观事物个别属性的反映，如某物体的颜色、大小、气味、冷热、软硬等个体属性。人们的认知活动首先是从感觉开始的。常见的感觉障碍有：

1. 感觉过敏（hyperesthesia）　是由于感觉阈值降低导致机体对外界一般强度的刺激感受性增高。如感到室内灯光特别刺眼，正常的关门声特别震耳，轻触皮肤感到疼痛难忍

等。多见于神经症、癔症、更年期综合征等。

2. 感觉减退（hypoesthesia） 是由于感觉阈值增高导致机体对外界一般强度的刺激感受性降低，严重时完全不能感知，称为感觉缺失（anesthesia）。如强烈的刺激只有轻微的感觉。多见于抑郁状态、木僵状态、癔症、意识障碍等。感觉消失见于癔症。

3. 感觉倒错（paraesthesia） 对外界刺激产生不同于正常人或相反的异常感觉，如对冷刺激产生热的感觉，用棉絮轻触皮肤却感觉麻木或疼痛，多见于癔症。

4. 内感性不适（体感异常，senestopathia） 是躯体内部产生的各种不舒适或难以忍受的异样感觉，如牵拉、挤压、游走、蚁爬感等。其特点是患者不能明确指出不适的具体部位，可继发疑病观念。此特点应注意与知觉障碍的内脏性幻觉相区别。多见于神经症、精神分裂症、颅脑损伤后所致精神障碍、抑郁状态等。

（二）知觉障碍

知觉（perception）是客观事物的各种属性作为一个整体的综合映像在头脑中的反映。如看到一个红苹果，红苹果就是一个知觉，它是对红色、圆形、质硬等个别属性综合后形成的整体映像。知觉障碍主要包括错觉、幻觉和感知觉综合障碍。

1. 错觉（illusion） 是对客观事物的歪曲知觉，以错听和错视最常见。正常人在昏暗的光线下，恐惧、暗示的心理状态下，也可以产生生理性错觉，但这种错觉是偶然出现的，经过验证，可很快纠正和消除。例如"杯弓蛇影""风声鹤唳""草木皆兵"等。病理性错觉常在意识障碍时出现，带有恐怖色彩。如谵妄状态患者把输液瓶上的标签看成是爬动的蜈蚣，把护士手里的针管看成是手术刀等。

2. 幻觉（hallucination） 指在缺乏现实刺激作用于感官时发生的虚幻的知觉体验。也就是某种事物不存在，但患者却能感知其存在的体验。幻觉是精神患者常见而重要的精神症状，常与妄想合并存在。

◆幻觉根据知觉体验所涉及的感官分为幻听、幻视、幻嗅、幻味、幻触、内脏性幻觉。

（1）幻听（auditory hallucination） 是临床上最常见的幻觉。患者可听到单调的或复杂的声音。根据幻听的结构性质可分为言语性幻听和非言语性幻听。非言语性幻听属原始性幻听，如机器轰鸣声、流水声、鸟叫声，多见于脑局灶性病变。

幻听最多见的是言语性幻听，具有诊断意义，言语性幻听声音常比较清晰，可以是个别人也可以是一群人进行谈论，内容复杂多样而不易理解，通常是对患者的斥责、讽刺、嘲笑、赞扬、命令、辱骂等。因此患者常为之极端苦恼和不安，甚至产生兴奋、激动、自伤或伤人行为。言语性幻听所用的人称也表现不同，有时"声音"把患者作为第三者，较多的为第二人称，即直接对患者的讲述。幻听的内容是命令患者做某种事情，如杀人、自伤、打人等，患者常无法违背而遵照执行，为命令性幻听；对患者的行为进行评论，为评论性幻听；也有两个或两个以上的声音在争论，为议论性幻听。幻听常影响思维、情感和行为，如侧耳倾听，甚至与幻听对话，破口大骂，也可能出现自杀以及冲动毁物的行为。言语性幻听最常见于精神分裂症。

【案例】

女，26岁，精神分裂症偏执型。

患者入院后常对医生讲听到空气中传播流言蜚语，说："我（指患者）这个女人不正经，作风不正派，讲我在家炒菜时加盐和糖之类的调味品，是在菜中放'白粉'（海洛因），公安局要来找我，叫我立即离开上海。"

（2）幻视（visual hallucination）　也是常见的幻觉形式，幻视内容多种多样，从单调的光、色、各种形象，到人物、景象、场面等。在意识障碍时，幻视多为生动鲜明的形象，并常具有恐怖性质，多见于躯体疾病伴发精神障碍的谵妄状态。意识清晰状态时出现的幻视常见于精神分裂症。

【案例】

女，21岁，精神分裂症。

患者从立交桥上跳下导致双下肢骨折，问患者为什么跳桥，患者说："常常看到鬼，鬼的样子像人的影子，灰蒙蒙的，好像用绳子拖着木桶和铁桶，叮咚咣当，很可怕，时隐时现，看不清楚，今天在立交桥上突然又看见了鬼，我在前面跑，鬼在后面追，吓得我从立交桥上跳了下来。"

（3）幻嗅（olfactory hallucination）　患者可闻到一些难闻的、让人不愉快的气味，如腐败的尸体气味、化学物品烧焦味、浓烈刺鼻让人窒息的气味以及躯体内发出的臭味等。患者坚信所闻到气味是坏人故意释放的，因而会出现被害妄想，多见于精神分裂症；单一出现的幻嗅，需考虑颞叶癫痫和颞叶器质性损害。

【案例】

男，25岁，精神分裂症。

发病期间数次烧汽车，患者说："有时闻到难闻气味，如光味、电味、卤素味、尸臭味、腥臊味，因为刮东风时明显，推测是从东方传来的，村后的马路上停着从东方开过来的汽车，都散发着难闻的气味，有毒，所以要把它们都烧了。"

（4）幻味（gustatory hallucination）　常和其他的幻觉妄想合并出现。如患者尝到食物内有某种特殊的或奇怪的味道，因而拒食，常继发于被害妄想，主要见于精神分裂症。

（5）幻触（tactile hallucination）　也称皮肤与黏膜幻觉。患者感到皮肤或黏膜上有某种异常的感觉，如刀刺感、虫爬感、麻木感等，也可有性接触感。可见精神分裂症或器质性精神障碍。

（6）内脏幻觉（visceral hallucination）　也称本体幻觉，患者感到躯体某一固定部位或某一脏器产生异常体验，患者能清楚准确的描述这类体验，如感到自己躯体内出现肠扭转、肺扇动、肝破裂、心脏穿孔等。常与虚无妄想、疑病妄想或被害妄想伴随出现，见于精神分裂症、抑郁发作等。

◆幻觉按照知觉体验的来源分为真性幻觉和假性幻觉。

（1）真性幻觉（genuine hallucination） 患者体验到的幻觉形象鲜明，如同外界客观事物形象一样，存在于外部客观空间，是通过感觉器官而获得的。患者常叙述这是他亲眼看到的，亲耳听到的。因而常常坚信不疑，并对幻觉做出相应的情感与行为反应。

（2）假性幻觉（pseudo hallucination） 产生于患者的主观空间，不需要通过感觉器官获得，幻觉形象较真性幻觉模糊，不够鲜明生动。患者往往描述为脑子里听到的声音，捂住耳朵也能听到，或者不用眼睛就能看到脑袋里有人像等。虽然假性幻觉的形象与一般知觉不同，但是患者却往往非常肯定地认为他的确是听到了或看到了，因而对此坚信不疑。临床上假性幻觉较真性幻觉少见。

◆除上述幻觉外，临床上还可见到一些特殊类型的幻觉，常见的有以下几种：

（1）功能性幻觉（functional hallucination） 又称机能性幻觉，是一种伴随现实刺激而出现的幻觉。即当某种感觉器官处于功能活动状态同时出现涉及该器官的幻觉，特点是正常知觉与幻觉并存。例如，患者在听到钟表的滴答声时，同时听到"打你，打你"的声音。前者是真实存在的声音，后者是幻听，两者同时为患者感知，互不融合。多见于精神分裂症或应激性精神障碍等。

（2）反射性幻觉（reflex hallucination） 当某一感官受到现实刺激时，出现涉及另一感官的幻觉。如听到广播声音的同时就看到播音员的人像站在面前等。见于精神分裂症。

（3）心因性幻觉（psychogenic hallucination） 是在强烈心理因素影响下出现的幻觉，幻觉内容与心理因素有密切联系，见于心因性精神病、癔症等。

3. 感知觉综合障碍 感知觉综合障碍（psychosensory disturbance）指对事物的整体感知是正确的，但对个别属性，如形状、颜色、大小、距离等产生了歪曲的知觉。临床常见的类型有：

（1）视物变形症（metamorphopsia） 患者感到周围的人或物体在大小、形状、颜色和体积等方面发生了变化。看到物体的形象比实际增大称作视物显大症（macropsia），如某患者看见护士的鼻子特别大，且呈黑色；视物比实际缩小称为视物显小症（micropsia），如某成年男性患者感到自己睡的床只有童床那么大，认为容纳不下自己的身体而坐着睡觉。

（2）空间知觉障碍 患者感到周围事物的距离发生改变，似乎变得接近了或远离了，如视物显近、视物显远。

（3）时间感知综合障碍 患者对时间的快慢出现不正确的知觉体验。如感到时间在飞逝，似乎身处于"时空隧道"之中，外界事物的变化异乎寻常的快；或者感到时间凝固了，岁月不再流逝。

（4）非真实感　患者感到周围事物和环境变得不真实，犹如隔了窗纱看事物，感到周围的一切影像变得不清晰、不鲜明、不生动。例如患者说："我感到周围的东西似乎都变化了，好像隔了一层纱。"多见于神经症、精神分裂症和中毒性或颅脑创伤伴发的精神障碍等。

（5）自身体形感知综合障碍　患者感到自己的躯体或个别部分发生了明显的改变。如感到自己的额头一边高、一边低，因而不断地照镜子，称为窥镜症。

二、思维障碍

思维（thinking）是人脑对客观事物间接和概括的反映，是人类认知活动的高级阶段。它是由感知所获得的材料，经过大脑的分析、比较、综合、抽象和概括而形成概念（conception），在此基础上进行判断和推理，这个过程称为思维。思维通过言语、文字或行动来表达，正常的思维活动同实践相关，具有以下几个特征：①目的性，即思维有一定的目标指向；②逻辑性，指思维过程符合固有的思维逻辑规律；③连贯性，指思维过程中的概念之间前后衔接，相互联系；④具体性，是指思维具有与客观事实相符的具体内容，并且详细；⑤实践性，指思维是能通过客观实践检验的。

思维障碍临床表现多种多样，主要包括思维形式障碍和思维内容障碍两大类。

（一）思维形式障碍

思维形式障碍（disorders of the thinking form）包括思维联想障碍和思维逻辑障碍。

1. 思维奔逸（flight of thought）　又称观念飘忽。表现为联想数量增多、速度加快、内容丰富生动。虽内容丰富，但不能恒定的指向一定的目的。表现为说话滔滔不绝，出口成章，口若悬河。患者自诉脑子反应快，特别灵活，变得聪明，但往往给人缺乏深思熟虑或信口开河之感。话题极易随环境的变化而快速转换（随境转移），按意义相近的词句转换内容（意联，同义词之间的类似联想或反义词之间的对比联想），或者以同音押韵的词句进行主题变化（音联，相同音韵的词间联想）。见于躁狂发作。

【案例】

男，32岁，躁狂症。

医生在检查患者时，问他："看样子你今天很高兴？"患者马上说："我当然很高兴，因为我很聪明，有用不尽的才华。我给你做诗一首吧：白衣战士为人民，人民当家做主人，救人治病是楷模，个个都是好医生……"一会看到护士进来，马上话题一转："你是日本人，我最恨日本人了，江泽民爷爷告诉我们，要爱祖国、爱人民……"

2. 思维迟缓（inhibition of thought）　是指联想抑制、联想困难、速度减慢、数量减少。表现为言语缓慢、话少声低，反应迟缓。患者感觉脑袋生锈，思考困难，自诉"脑子不灵了"，并为此苦恼、着急，但思维内容能够正确反映现实，多见于抑郁发作。

3. 思维散漫（looseness of thought） 也称思维松弛，指思维的目的性、连贯性和逻辑性障碍。思维活动缺乏主题，东拉西扯，让听者难以理解，不知所云，致使交谈困难，见于精神分裂症早期，严重时出现思维破裂。

【案例】

女，31 岁，精神分裂症。

患者给丈夫回信：你好！很久不见，冰天雪地，春暖花开了，身体健康吗？应该努力学习和工作，我住院看电影，孩子还未进学校吧？汽车在公路上前进……"

4. 思维破裂（splitting of thought） 指在意识清楚的情况下，患者思维联想过程破裂，缺乏内在意义上的连贯性和逻辑性，严重时言语支离破碎，成了词语的杂乱堆积（语词杂拌）。如医生问患者："你叫什么名字？"患者答："我妈叫我来的，冻死空气，你滚掉，睡觉，水流哗哗响，人们都兴高采烈……"患者丝毫不察觉其错误，或给予更荒谬的解释。思维破裂见于精神分裂症，是具有特征性的思维障碍之一。

【案例】

男，23 岁，精神分裂症。

医生问："你在哪里工作？"患者答："这是多余的问题，卫星照在太阳上，阳光反射到玻璃上，跟着我不能解决任何问题，马马虎虎，捣捣浆糊。"问："你近来好吗？"答："我不是坏人，家中没有房产，计算机病毒是谁捣的鬼，我想回家。"

5. 思维贫乏（poverty of thought） 思维内容减少，词汇贫乏。表现为缺少主动性语言，词穷句短，多为被动、简单的回答，类似电报式语言，如回答"是""不知道"等，常伴情感淡漠，意志缺乏，构成精神分裂症的三项基本症状，也见于脑器质性精神障碍及精神发育迟滞。

6. 病理性赘述（circumstantiality） 即思路障碍，思维活动停滞不前，迂回曲折，联想枝节过多，做不必要的过分详尽的累赘的描述，即使在提醒患者注意简明扼要的前提下，也无法使他讲得简明扼要，最终也能达到预期目的。常见于癫痫、脑器质性及老年性精神障碍。

【案例】

男，45 岁，癫痫性精神障碍。

当医生询问患者为何跛行时，患者答："我家在襄阳樊城的襄樊，在湖北省山区，那个地方从前可苦了，我父母亲都死了，还有一个哥哥在襄樊，山区交通不方便，可是我住在那个地方生活已经习惯了，也不觉得不方便，后来我又去成都了，就是四川省的那个成都，坐船得好几天才能到，我是走着去的。刚去的时候生活很不习惯，可是也没有办法，在四川又参加了修康藏公路，要经过好多出名的地方，有二郎山，你知道吗？这个歌子可好听了，头几年谁不会唱呢，我给你唱一段（唱……）。四川这个地方和湖北差不多，都是山区，那年反动派把我打了一顿，腿慢慢就成了这个样子……"患者在回答医生"腿行动为什么不方便"这一问题时，不必要地、详细地叙述如何从故乡到四川的经过，还一边叙述一边补充沿途的插曲，节外生枝地辅以歌曲。

7. **思维中断（blocking of thought）和思维被夺（thought deprivation）** 思维中断又称思维阻滞，在无意识障碍、无外界干扰的情况下，患者思维过程突然中断。表现为说话时突然停顿，片刻之后谈话恢复，但往往主题已不是原来的内容。若患者有当时的思维被某种外力抽走的感觉，则称作思维被夺。均为诊断精神分裂症的重要症状。

【案例】

男，25岁，精神分裂症。

在医生查房时，患者正在说："吃药后感觉好了一些，只是……"话还没说完，患者突然愣住了，约一分钟后缓过神来，继续说："我的工作不太满意，出院后我准备换个工作。"

8. **思维插入（thought insertion）和强制性思维（forced thinking）** 指患者在思维过程中感到脑子里插入了别人的思想，不受自己意志所支配。若患者体验到强制进入的思想是大量涌现，称为强制性思维（思维云集）。插入的内容往往杂乱无章，且出乎患者意料之外，并迅速消失，对诊断精神分裂症有重要意义。

【案例】

男，31岁，精神分裂症偏执型。

患者诉说："脑子很乱，自己怎么也控制不了自己，思想太乱了，想的事毫无意义，毫无系统，由东到西，由西到东，一件事刚想一点，又出现另外的事。"强制性思维可与思维中断交替出现。

9. **思维扩散（diffusion of thought）和思维被广播（thought broadcasting）** 患者体验到自己的思想一出现，即尽人皆知，毫无隐私可言，感到自己的思想与人共享，为思维扩散。如果认为自己的思想是通过广播而扩散出去，称为思维被广播。为诊断精神分裂症的重要症状。

10. **思维化声（thought hearing）和思维鸣响** 患者思考时体验到自己的思维同时变成了言语声，自己和他人均能听到。例如，患者想喝水即出现"喝水！喝水！"的声音。如果患者体验声音来自心灵之中或脑内，为思维化声；如果体验声音来自外界，为思维鸣响。常见精神分裂症。

11. **病理象征性思维（symbolic thinking）** 属于概念混淆，以无关的具体概念代替某一抽象概念，替代后不经患者解释，旁人无法理解。例如把衣服反穿解释为"表里如一"，混淆了"反穿衣服"的具体概念与"表里如一"的抽象概念，见于精神分裂症。正常人亦有象征性思维，例如白鸽象征"和平"，毛主席是我们心中的"红太阳"，红太阳象征毛主席，是大家公认的，可以理解的，而不是病态。

12. 语词新作（neologism） 患者自创一些符号、文字或图形，并赋予特殊的概念。如用"％"代表夫妻离婚，如"犭市"代表狼心狗肺。多见于精神分裂症青春型。

13. 逻辑倒错性思维（paralogism thinking） 主要特点为推理缺乏逻辑性，既无前提也无根据，或因果倒置，让人感到离奇古怪，违反常理。

【案例】

男，24岁，精神分裂症。

医生询问患者："为何不吃肉？"患者解释道："人是由动物进化来的，肉是动物的尸体，所以我不能吃自己的尸体……"

14. 持续语言（perseveration） 患者单调地重复某一概念，或对不同的问题总是用第一次回答的话来回答。例如护士问："您今天洗澡了吗？"患者答："洗了。"问："您多大年龄？"答："洗了。"多见于脑器质性精神障碍。

15. 重复语言（palilalia）与刻板语言（stereotyped speech） 指联想停滞不前，在原地徘徊，作机械式持续重复。如果重复的是每一语句的末端部分，即称为重复语言。如患者说："我要下楼去吃饭、吃饭、吃饭。"如果机械而刻板的重复同一语句，则成为刻板语言。如患者反复说："我要下楼去吃饭，我要下楼去吃饭，我要下楼去吃饭。"多见于器质性精神障碍。

（二）思维内容障碍

思维内容障碍（disorders of the thinking content）包括妄想、强迫观念和超价观念。

1. 妄想（delusion） 是患者在意识清晰状态下出现的病理性歪曲信念，是病态的推理和判断。特点是虽没有事实依据，但患者却坚信不疑，难以说服；也不能以亲身体验和经历加以纠正。妄想的内容均涉及患者本人，与个人利害有关；常有浓厚的时代背景色彩，内容因文化背景和个人经历而有所不同。

◆妄想按其发生的背景可分为原发性妄想和继发性妄想。

（1）原发性妄想（primary delusion） 是突然发生，内容不可理解，找不到任何心理原因的妄想。原发性妄想多见于急性起病的精神分裂症，是重要的诊断依据。

（2）继发性妄想（secondary delusion） 是指继发于其他心理过程障碍的妄想，如继发于错觉、幻觉，情绪低落或高涨时出现的妄想，或在某些妄想基础上产生另一种妄想等。见于多种精神障碍。

◆妄想按其涉及的内容分为以下几种类型：

（1）被害妄想（delusion of persecution） 临床上最常见的妄想，患者无中生有地坚信自己被某人或某个集团跟踪、监视、诽谤、陷害，对自己或者家人产生了威胁和伤害。如饭里下毒、身体植入了电子芯片等，见于精神分裂症偏执型。

【案例】

男，45岁，精神分裂症偏执型。

患者4年前开始觉得脑子不好，注意力不集中，常失眠。他认为这是别人"暗害"自己的结果。妻子或别人搬动花盆、家具等动作，患者认为是故意刺激他的。吃饭发现筷子上有个黑点，就认为是有人放毒，还认为有人在饭里放了"原子粉"。患者虽然没见过"原子粉"，但吃饭后就感到胃里难受，头背发麻、发凉，即认为是"原子粉"的作用。

（2）关系妄想 又称牵连观念，患者将环境中与他无关的事物都当作与自己有关。例如坚信周围人的谈话内容是针对他，甚至广播、报纸上的文章，都是别有用心地针对他做的，常与被害妄想交织在一起，见于精神分裂症。

【案例】

女，40岁，精神分裂症偏执型。

患者住院病情好转后，对医生描述当时的情况："我每次进到教室，还没坐好，就看见几个同学在议论我，虽然听不清她们说的内容，但我相信她们是在说我，并且指桑骂槐、讽刺我，我哭了，她们来问我哪里不舒服，我认为她们是故意在嘲笑我。在过马路时，看见马路上写的标语'不能让小孩过马路'，我认为就是针对我说的。"

（3）夸大妄想 多发生在情绪高涨的背景上，患者对自己各方面的能力均给予过高的评价，如认为自己是伟大的发明家，有至高无上的权利和大量的财富，是名人后裔等。内容常受患者生活环境、文化及经历的影响而不同。多见于躁狂发作和精神分裂症。

【案例】

男，32岁，躁狂发作。

患者称自己最帅，有好多女朋友，家产超过了十亿，不仅有钱，并且有非凡的智力，完全可以胜任国家领导人的职务，国家主席和重要的领导都接见过他。

（4）罪恶妄想（delusion of guilt） 又称自罪妄想，患者毫无根据的坚信自己犯了某种严重的错误和罪行，且不可饶恕、死有余辜，应受到严厉的惩罚。因而多次到公安机关自首，要求劳动改造或罪孽深重甚至求立即死刑，但又说不出自己的犯罪内容。多见于抑郁发作和精神分裂症。

【案例】

女，38岁，抑郁症。

患者面容愁苦，表现得非常悲伤难过，对医生说："让我去死吧！我应该为自己的过错遭受惩罚，我妈妈就是因为我没有照顾好而去世的，我已经没脸活着了。"

（5）疑病妄想（hypochondriacal delusion） 患者毫无根据地坚信自己患了某种严重疾

病或不治之症，四处求医，即使通过一系列的详细检查和医学验证都不能纠正。此类妄想可在幻触或内感性不适的基础上产生。例如患者认为"脑内长有肿瘤，拍片子虽然没有拍到，但是已经转移到全身"等。严重时认为"自己内脏腐烂了"，"脑子变空了"，"肺已经不存在了"，称之为虚无妄想（delusion of negation）。多见于精神分裂症，更年期及老年期精神障碍。

【案例】

女，32 岁，精神分裂症。

患者于 1953 年 3 月因感腹内不适，做了针灸治疗。当时针刺有疼痛，患者觉得"筋断了"，以后经常为此着急。同年产后症状加重，感到体内"许多肌肉都断裂，并掉进肚子里去了"，"有些筋已经在肚子里烂了"。从此，整天卧床不起，饮食、大小便都需要母亲照顾。患者还"感觉血从血管里流出来了"，因此，"全身肌肉都发干了"，自称"全身只有一层皮包着"。不久，患者又感觉头部肌肉也"断裂"了，因此不能转头和抬头。

（6）钟情妄想（delusion of love） 患者坚信某异性对自己产生了爱情，因此会采取相应的行为去追求对方，即使遭到对方严词拒绝，也深信不疑，而认为对方在考验自己对爱情的忠诚，仍旧反复纠缠，多见于精神分裂症。

【案例】

女，21 岁，精神分裂症。

坚称某男邻居爱上了自己，因为有天下着雨，在回家的路上，那位男邻居给她打雨伞，默默无言，心心相印，一路把她送回家，浪漫之极，那确定无疑是爱，当患者的父母劝其说那位男邻居是有妇之夫时，患者不以为然地说："他会离婚来娶我的，我等他！"

（7）嫉妒妄想（delusion of jealousy） 患者在没有任何事实根据的情况下坚信自己的配偶有外遇。因此采取跟踪、监视配偶、私自查看配偶的信息、检查配偶的衣服等方式寻找对方出轨的证据，甚至出现伤害配偶的行为。多见于精神分裂症，老年痴呆症等。

【案例】

女，35 岁，精神分裂症偏执型。

患者夫妻感情一直很好，半年来坚信丈夫有外遇，认为他和单位里的同事有染，丈夫一出门就尾随其后，有时到丈夫单位查看，看到丈夫和女同事谈话，就非常气愤，说他们在谈情说爱；后来也怀疑丈夫和自己的母亲有暧昧关系，虽然找不到证据，但坚信自己的爱人不忠。

（8）物理影响妄想（delusion of physical influence） 也称被控制妄想，患者觉得自己的精神活动（言语、思维、情感、意志行为等）受到某种外界力量（电脑、电磁波等）的干扰、控制、操纵或认为由外力刺激自己的躯体，产生了种种不舒服的感觉，甚至认为自己的血压、呼吸、睡眠等都是受外力操纵或控制的。多见于精神分裂症。

【案例】

男，30 岁，精神分裂症偏执型。

患者常常觉得不能自由控制自己的思想活动，如突然感到必须赶快往外跑，或者马上出城等。但为什么要这样做，患者自己也莫明其妙。有时，感到四肢的活动是不由自己支配的。深信有人在控制、操纵他，并且肯定在科学很发达的现在，人家这样做是完全可能的。但是谁和用什么方法，他还不知道。

（9）思维被洞悉感（experience of being revealed） 又称内心被揭露，读心症（mind reading），患者认为自己心中所想的事，未经语言文字表达就被人知道了。虽然患者不能描述别人是通过什么方式知道的，但确信已经尽人皆知。该症状常与关系妄想或其他幻觉等同时存在，对诊断精神分裂症具有重要意义。

【案例】

女，21 岁。

患者认为有人在她身上安装了特殊装置，她想的事情，别人都知道："这是因为我身上的电波把脑子里想的事告诉了别人；我心里想那个人真坏，他就用不满的眼光看我。"

（10）非血统妄想 指患者坚信父母不是自己的亲生父母。多见于精神分裂症。

【案例】

男，30 岁，精神分裂症。

患者打伤父母后被强制住院，说："父母联手害我，我不是父母亲生的，父母假冒慈悲，其实我早在 6 岁时就知道了，邻居的叔叔阿姨们逗我，说我是捡来的野孩子，我明白了，叔叔阿姨们借逗我玩的机会传达真相，现在证实我不是父母亲生的，虎毒不食子，哪有父母害儿子的？"

（11）特殊意义妄想（delusion of special significance） 可在上述关系妄想的基础上产生，患者认为周围人的言行，平常的举动，不仅与他有关，且赋有特殊的意义。此种妄想结构多较抽象和脱离现实，常见于精神分裂症。

【案例】

女，58 岁，精神分裂症。

20 年来，患者坚信周围人用微妙不可言传的方法，测验她的心理活动。此外，患者感到周围人的言行都是针对她而做的。有人唱《红梅赞》，她认为是在用死亡威胁她。有人唱《在一个美丽的地方》是引诱她放弃斗争。别人给她一本名叫《恐怖谷》的书，她认为是"暗示"她将遭到惨杀。一次到某地被招待去参观烈士陵园，患者认为这是"暗示"她如何选择前途。

2. 强迫观念（obsessive idea）或强迫性思维 指在患者脑中反复出现的某一概念或相同内容的思维，明知没有必要，但又无法摆脱。包括①反复回忆（强迫性回忆）；②反复思索无意义的问题（强迫性穷思竭虑）；③脑中总是出现一些对立的思想（强迫性对立思维）；④总是怀疑自己的行动是否正确（强迫性怀疑）；⑤反复联想一系列不会发生的不幸事件（强迫联想）。强迫性思维常伴有强迫动作，见于强迫症。它与强制性思维不同，前者明确是自己的思想，反复出现，内容重复；后者体验到思维是异己的。

【案例】

男，32 岁。强迫性穷思竭虑。

患者诉说："我从小就爱钻牛角尖，但最近这种倾向加重。对一些很荒谬的问题，也花了很多时间去钻研，感到没有这种必要性，但一钻起来就难以控制，这样使学习受了严重影响。例如考试前，我正在准备功课，因为渴了，拿起茶杯喝了一口水，我又钻牛角尖了：这个东西为什么叫茶杯，为什么不叫别的名字，有什么根据？我于是想出很多理由来证明茶杯叫做茶杯是正确的，这个问题刚解决，别的问题又来了，茶杯从什么时候就有，从什么时候开始叫茶杯的，到底是谁首先取这个名字等。这样就耽误了好几个钟头。"

3. 超价观念（overvalued idea） 是指由某种强烈情绪加强了的，并在意识中占主导地位的观念。其发生一般均有事实根据，由于有强烈的情感色彩，患者对某些事实做出超乎寻常的评价，因而明显地影响患者的行为。超价观念的形成有一定的性格基础和现实基础，内容与切身利益有关，比较符合客观实际，往往出于强烈的情感需要。如坚信已故子女并未死去的观念等，多见于人格障碍和心因性障碍。

三、注意障碍

注意（attention）是指个体的心理活动集中地指向于一定对象的过程。注意的指向性表现出人的心理活动具有选择性和保持性。注意的集中性使注意的对象鲜明和清晰。注意过程与感知觉、记忆、思维和意识等活动密切相关。

注意有被动注意和主动注意。主动注意又称随意注意，是由外界刺激引起的定向反射。需要主观努力才能完成，与个人的思想、情感、兴趣和既往体验有关。被动注意也称作不随意注意，它是由外界刺激被动引起的注意，不需要主观努力，没有自觉的目标，如听到飞机轰鸣声，就会抬头看天空。通常所谓注意是指主动注意而言。常见的注意障碍有：

1. 注意增强（hyperprosexia） 为主动注意增强，如存在被害妄想的患者过分注意别人的一举一动和周围环境。

2. 注意减弱（hypoprosexia） 为主动及被动注意的兴奋性减弱，注意的广度缩小，稳定性也显著下降。多见于神经衰弱、脑器质性精神障碍。

3. 注意涣散（aprosexia） 为主动注意力不集中。如即使看了很长时间的书，就像没读过一样，不知所云。多见于神经衰弱、精神分裂症以及儿童多动综合征。

4. **注意转移**（transference of attention）　主要表现为被动注意的显著增强而使主动注意不能持久，注意稳定性降低，很容易受外界环境的影响而注意的对象不断转换，可见于躁狂发作。

5. **注意狭窄**（narrowing of attention）　指注意范围的显著缩小，当注意集中于某一事物时，不能再注意与之有关的其他事物，见于意识障碍或智能障碍患者。

四、记忆障碍

记忆（memory）是在感知觉和思维基础上建立起来的精神活动，是既往事物和经验在头脑中的表现，包括识记、保持、认知（再认）和回忆（再现）三个过程。常见的记忆障碍有：

1. **记忆增强**（hypermnesia）　病理性记忆增强，表现为能回忆起病前不记得且不重要的事。多见于躁狂发作和偏执状态的患者。

2. **记忆减退**（hypomnesia）　较多见，可见记忆的四个基本过程普遍减退。轻度记忆减退，表现为近记忆减退，记不起刚见过面的人、刚吃过的饭；严重时远记忆也减退，如忘记了自己的经历。轻者见于神经衰弱者和正常的老年人；较重的记忆减退，见于重度痴呆患者。

3. **遗忘**（amnesia）　也称之为"回忆的空白"，指以往的经历部分或全部不能回忆。遗忘不是记忆的减弱，而是记忆的丧失，一段时间的经历全部丧失称作完全性遗忘，仅是部分经历或部分事件不能回忆称作部分性遗忘。

根据遗忘所涉及的时间段可分为：①顺行性遗忘（anterograde amnesia）即紧接着疾病发生以后一段时间的经历不能回忆，遗忘的时间和疾病同时开始，如脑震荡、脑挫伤的患者回忆不起受伤后一段时间内的事；②逆行性遗忘（retrograde amnesia）指回忆不起疾病发生之前某一阶段的事件，多见于急性脑外伤、脑卒中发作后；③进行性遗忘（progressive amnesia）以再认与回忆的损害最大，患者除有遗忘外，还伴有日益加重的痴呆与淡漠，见于老年性痴呆；④心因性遗忘（psychogenic amnesia）是由沉重的创伤性情感体验引起，通常与这一阶段发生的不愉快事件有关，多见于癔症，又称为癔症性遗忘。

4. **错构**（paramnesia）　是记忆的错误，患者对过去曾经经历过的事件，在发生的时间、地点、情节等细节，特别是在时间上出现错误回忆，并坚信不疑，并予以相应的情感反应。多见于老年性、动脉硬化性、脑外伤性痴呆和酒精中毒性精神障碍。

5. **虚构**（confabulation）　是指由于遗忘，对不能回忆的缺损部分，患者用想象的、未曾亲身经历过的事件来填补。虚构的内容常常变化，生动，带有荒诞色彩，且容易受暗示的影响。多见于各种原因引起的痴呆。

6. **似曾相识与旧事如新**　似曾相识是指在面对新事物时，有一种似乎见过面或早已经历、体验过的熟悉感。而旧事如新是对已多次体验过的事物有似乎从未体验过的生疏感。多见于癫痫患者。

五、智能障碍

智能（intelligence）是既往获得的知识、经验，以及运用这些知识和经验来解决新问题、形成新概念的能力。智能可表现为理解力、分析能力、判断力、计算力、创造力等。在检查智能时，须考虑年龄、文化程度、职业及职位等因素。

智能障碍是指由于致病因素导致的智能损害，可分为精神发育迟滞和痴呆两大类。

1. 精神发育迟滞（mental retardation） 指先天、围生期、生长发育成熟（18 岁）以前，由于各种致病因素致使患者大脑发育不良或受阻碍，智能发育停滞在一定阶段，随年龄增长其智力水平明显低于正常的同龄人。

2. 痴呆（dementia） 是各种致病因素引起脑器质性病变，从而导致记忆、智力和人格障碍的一组综合征。主要表现为创造性思维受损，抽象、理解、判断推理能力下降，记忆力、计算力下降，后天获得的知识丧失，因此往往做出错误的判断和推理，工作和学习能力下降或丧失，甚至生活不能自理，并伴有精神症状，如情感淡漠、行为幼稚及本能意向亢进等。根据大脑病理变化严重程度的不同，痴呆可分为全面性痴呆和部分性痴呆。

（1）全面性痴呆 智能全面减退，并有人格改变、定向力障碍、自知力缺乏，如阿尔茨海默病。

（2）部分性痴呆 只产生记忆力减退，理解力削弱，分析综合困难等，人格保持良好，定向力完整，有一定自知力。如脑外伤及血管性痴呆的早期。

◆临床上一些患者在强烈的精神创伤后可产生一种类似痴呆的表现，而大脑组织结构无任何器质性损害，称之为假性痴呆。预后较好，可见于癔症及反应性精神障碍。

（1）刚塞综合征（Ganser syndrome） 又称心因性假性痴呆，即对简单问题给予近似而错误的回答，给人以故意做作或开玩笑的感觉。如 3 + 1 = 7，可以看出患者的回答并未超出问题性质的范围，还是以加法计算的。但对复杂的问题反而能正确解决，如下象棋、打牌等，生活能够自理。多见于癔症或遭受强烈精神压力、创伤作用下产生的精神障碍。

【案例】

女，36 岁，癔症。

一个月前深夜被警察误抓，当时被手枪顶住头部。警察发现抓错立即送其回家，此时她浑身抽搐，"意识丧失"，送医院急救后很快缓解。接受警察道歉后回家，此后一周内频繁发作浑身发抖，喊叫"别开枪"，每次半个小时左右。后来经常梦见被枪杀，常从噩梦中惊醒。白天不敢出门，不敢看有警察出现的电视剧，甚至看见小孩的玩具手枪也抽搐和发抖，听见门响就躲到丈夫身后喊"救命"。不会用筷子吃饭，用汤勺柄舀汤，衣服反穿。

对医生说自己63岁，丈夫83岁，3＋3＝9。

（2）童样痴呆（puerilism）：成年患者表现为儿童一般稚气，学幼童说话的声调，模拟儿童的言行。多见于癔症。

六、定向力障碍

定向力是指一个人对周围环境（时间、地点、人物）以及对自己本身的状态（姓名、年龄、职业）的认识能力。对环境或自身状况的认识能力丧失或认识错误即称为定向力障碍（disorientation）。定向力障碍是意识障碍的一个重要标志，但定向力障碍时不一定有意识障碍，例如酒精中毒性脑病患者可以出现定向力障碍，而没有意识障碍。

七、自知力障碍

自知力（insight）又称领悟力或内省力，自知力是指患者对自己所患疾病的认识与判断能力。能正确认识自己的精神障碍是病态称为"有自知力"，认为自己的精神障碍不是病态称为"无自知力"，介于两者之间称为"有部分自知力"。

神经症患者有自知力，主动就医诉说病情。大多数精神疾病患者自知力丧失，有的患者在患病初期尚有自知力，随病情加重逐渐丧失。经过治疗，病情好转后患者的自知力恢复，并能对患病期间的精神异常表现做出恰当的判断和认识。因此，自知力检查对判断疗效和预后有重要意义。自知力完整是精神病病情痊愈的重要指标之一。自知力缺乏是精神病特有的表现。

判断有自知力有四条标准：①患者意识到出现别人认为异常的现象；②患者自己认识到这些现象是异常的；③患者认识到这些异常是自己的精神障碍所致；④患者意识到治疗是必需的。

八、情感障碍

情感（affection）是指个体对客观事物的主观态度相应的内心体验，如：喜、怒、哀、乐、爱、憎等体验和表情。情感和情绪（emotion）在精神医学中常作为同义词。心境（mood）是指一段时间内持续保持的某种情感状态。情感障碍是指情感活动的变态与失常。

情感障碍通常表现为三种形式，即情感性质的改变、情感波动性的改变及情感协调性的改变。

1. 情感性质的改变

（1）情感高涨（elation）　是一种病态喜悦，表现为不分场合过分的快乐。如表情丰富生动、动作增多、语音高昂、眉飞色舞，对一切事物都非常乐观、感兴趣，这种喜悦与周围环境和患者的内心体验协调一致，易引起周围人共鸣，往往与思维奔逸、活动增多同时出现，多见于躁狂发作。

（2）情感低落（depression） 指负性情感的增强，表现为与处境不相称的表情忧愁、情绪低沉。言语动作减少，整日愁眉苦脸，甚至自罪自责，大有度日如年、生不如死之感，严重时可导致自杀，常伴有思维迟缓、言语及动作减少。多见于抑郁发作。

（3）欣快（euphoria） 欣快表面上与情感高涨非常相似，患者也经常表现得乐呵呵的，似乎很满足和幸福，但这种情绪与周围环境不协调，缺乏内心体验，表现为呆傻、愚蠢的感觉，患者自己也说不清高兴的原因，难以引起周围人的共鸣。多见于脑动脉硬化性精神病、阿尔茨海默病及醉酒状态。

（4）焦虑（anxiety） 是指在缺乏相应的客观因素或充分依据下，患者表现为顾虑重重、紧张恐惧，以至搓手顿足，惶惶不可终日，似有大祸临头，伴有心悸、出汗、手抖、尿频等自主神经功能紊乱症状。严重的急性焦虑发作，称惊恐发作（panic attack），常出现濒死感、失控感，伴有呼吸困难、心跳加快等自主神经功能紊乱症状，一般发作持续数分钟至十几分钟。多见于焦虑症、恐怖症及更年期精神障碍。

（5）恐惧（phobia） 是指面临不利或危险处境时出现的情绪反应，临床表现为紧张、害怕、提心吊胆，伴有明显的自主神经功能紊乱症状，如心悸、气急、出汗、发抖、大小便失禁等。恐惧的内容很多，如怕锐利物件，怕空旷的广场，怕脏，怕感染，怕动物甚至动物皮毛等，可见于恐怖性神经症、儿童情绪障碍等。

2. 情感波动性的改变

（1）情感不稳 表现为情感反应极易变化，从一个极端波动至另一极端，显得喜怒无常，变幻莫测，多见于癔症、脑器质性精神障碍。

（2）情感淡漠（apathy） 指对外界任何刺激缺乏相应的情感反应，即使对能引起正常人极大悲伤或高度愉快的事件，如生离死别、久别重逢等也无动于衷。对周围发生的事物漠不关心，面部表情呆板，声调平淡，内心体验缺乏，与周围环境失去情感上的联系。见于慢性精神分裂症、脑器质性精神障碍。

（3）易激惹（irritability） 表现为极易因小事而引起较强烈的情感反应，主要表现为易怒，持续时间一般较短暂。常见于人格障碍、神经症、躯体性精神病（如甲状腺功能亢进）。

3. 情感协调性的改变

（1）情感倒错（parathymia） 患者对于外界刺激产生的情感反应与思想内容不相协调，如遇到伤心的事反而表现喜悦，遇到高兴的事反而痛哭流涕，多见于精神分裂症。

（2）情感幼稚（emotional infantility） 指成人的情感反应如同小孩，变得幼稚，缺乏理性控制，反应迅速、强烈而鲜明。见于癔症、人格障碍或痴呆患者。

九、意志障碍

意志（will）是指人们自觉地确定目标，并克服困难用行动去实现目标的心理过程。意志与认识活动、情感活动及行为紧密相连而又相互影响。认识过程是意志的基础，而情感活动则可能成为意志行动的动力或阻力。在意志过程中，受意志支配和控制的行为称作意志行为。

常见的意志障碍有：

1. 意志增强（hyperbulia） 病理性意志活动增多。在病态情感或妄想的支配下，患者持续坚持某些行为，表现出极大的顽固性。如躁狂患者对其周围的一切都感兴趣，因而什么都去参加或进行干涉，或夜以继日地从事无效的发明创造；精神分裂症患者，受到被害妄想的驱使，坚持反复上诉、控告。

2. 意志减弱（hypobulia） 病理性意志活动减少，患者表现出动机不足，对任何事不感兴趣，意志消沉，工作学习非常困难，生活懒散，做事不能持久或觉得做什么都没意义，患者还能意识到自身的这些变化。

3. 意志缺乏（abulia） 患者对任何活动缺乏动机，呈现"无欲"状态。生活处于被动状态，处处需要别人督促和管理。严重时本能要求也没有，行为孤僻、退缩，整日呆坐或卧床，而患者意识不到不正常。是精神分裂症的基本症状之一。

4. 意向倒错（parabulia） 患者的意向要求与一般常情相违背或为常人所不允许，以致患者的某些活动使人感到难以理解。如吃常人不吃的东西，如肥皂、草木、虫粪等（又称异食症）；无辜伤害自己的身体。患者对此常做出一些荒谬的解释，多在幻觉和妄想的支配下产生，见于精神分裂症青春型和偏执型。

5. 矛盾意向（ambitendency） 表现为对同一事物同时出现两种完全相反的意志活动，患者对此不能察觉，因而从不主动纠正。如碰到朋友时，一面想去握手，一面却马上把手缩回来。多见于精神分裂症。

十、动作与行为障碍

简单的随意和不随意行动称为动作。有动机、有目的而进行的复杂随意运动称为行为。动作行为障碍又称为精神运动性障碍。由病态的思维、言语和情感，产生动作及行为的异常。

1. 精神运动性兴奋（psychomotor excitement） 主要表现为动作和行为的明显增多，依据动作和行为与精神活动和环境的协调性分为协调性精神运动性兴奋与不协调性精神运动性兴奋。

（1）协调性精神运动性兴奋：指患者言语动作的增加与其思维、情感活动一致，与现实不脱节，容易理解，而引起他人的共鸣。常见于躁狂发作。

（2）不协调性精神运动性兴奋：指患者的言语动作的增加与其思维、情感活动不一致，动作无目的，与现实脱节，因而令人难以理解，常有突然冲动行为。多见精神分裂症青春型、紧张型以及谵妄患者。

2. 精神运动性抑制（psychomotor inhibition） 指患者整个精神活动减少，表现为言语动作迟缓和减少。

（1）木僵（stupor）：是患者言语、动作和行为完全抑制或显著减少，并经常保持一种固定姿势。轻度木僵称作亚木僵状态，表现为问之不答，唤之不动，表情呆滞，但在无人时能自动进食，自行大小便，见于严重抑郁发作、反应性精神障碍及脑器质性精神障碍。严重时呈不语、不动、不吃、不喝，不吐唾液、不排二便，面部表情固定，对外界刺激无任何反应的"八不"状态，外表如同泥塑木雕的塑像，称为紧张性木僵（catatonic stupor）。如不予治疗，可维持很长时间，多见于精神分裂症。

（2）蜡样屈曲（waxy flexibility）：是在木僵的基础上出现的，患者的肢体任人摆布，即使是不舒服的姿势，也可维持很长时间，似蜡塑一样。如将患者头部抬高，患者也不动，可维持很长时间，好似枕着枕头的姿势，称之为"空气枕头"。此时患者意识清楚，对外界变化能感知，病好后能回忆，只是不能抗拒。见于精神分裂症紧张型。

3. 违拗症（negativism） 患者对别人提出的要求没有相应的反应，甚至加以抗拒。若患者的行为反应与他人的要求完全相反时称作主动违拗（active negativism），例如让其张嘴时患者反倒将嘴紧闭；若患者对他人的要求一概加以拒绝，称作被动违拗（passive negativism）。多见于精神分裂症紧张型。

4. 刻板动作（stereotyped act） 指患者机械刻板地反复重复某一单调的动作，常与刻板言语同时出现。多见于精神分裂症紧张型。

5. 模仿动作（echopraxia） 指患者无目的地模仿别人的动作，常与模仿言语同时存在。见于精神分裂症紧张型。

十一、意识障碍

意识（consciousness）是指人们对客观环境及自身的认识和反应能力。意识障碍即患者对客观环境的自身认识和反应能力发生障碍，精神活动普遍抑制，表现为：①感知觉清晰度降低、迟钝、感觉阈值升高；②注意力难以集中，记忆力减退，出现遗忘或部分遗忘；③思维变得迟钝、不连贯；④理解困难，判断能力降低；⑤情感反应迟钝，茫然；⑥动作行为迟钝，缺乏目的性和指向性；⑦出现定向障碍，对时间、地点、人物定向不能辨别。

意识障碍可表现为环境意识障碍和自身意识障碍两种。

1. 环境意识障碍

（1）嗜睡（drowsiness）　意识清晰度轻微下降，在安静环境中处于嗜睡状态，刺激后可立即清醒，能正确简单交谈或动作，可在刺激消失后又睡去。浅反射存在，如吞咽、角膜反射等。

（2）混浊（confusion）　意识清晰度轻度受损，患者反应迟钝、思维缓慢，注意、记忆、理解都有困难，有周围环境定向障碍，能回答简单问题，但对复杂问题则茫然不知所措。此时吞咽、角膜、对光反射尚存在，可出现原始动作如舔唇、伸舌、强握、吸吮和病理反射等。

（3）昏睡（sopor）　意识清晰度水平较前者更低，患者对一般刺激没有反应，只有强痛刺激才能引起防御性反射，如压眶时，可引起面肌防御反射。此时角膜、睫毛等反射减弱，对光反射仍存在，深反射亢进，病理反射阳性，可出现不自主运动及震颤。

（4）昏迷（coma）　意识完全丧失，对任何刺激均不能引起反应，吞咽、防御，甚至对光反射均消失，可引出病理反射。多见于严重的脑部疾病及躯体疾病的垂危期。

（5）朦胧状态（twilight state）　指在意识范围狭窄的同时伴有意识清晰度的降低。患者在狭窄的意识范围内可有相对正常的感知觉，以及协调连贯的复杂行为，但除此范围以外的事物都不能进行正确感知判断。表现为联想困难，表情呆板或迷惘，也可表现为焦虑可欣快的情绪，有定向障碍，片断的幻觉、错觉、妄想以及相应的行为。特殊形式可表现为梦游症和神游症。多见于癫痫性精神障碍、脑外伤、脑缺氧及癔症。

（6）谵妄状态（delirium）　指在意识清晰度降低的同时，出现大量的错觉、幻觉，以幻视多见。内容大多为恐怖性的，如猛兽、鬼神等，常伴有紧张、恐惧情绪反应，出现不协调性精神运动兴奋。思维不连贯，理解困难，有时出现片断妄想及周围环境定向力丧失。昼轻夜重，持续数小时至数日，意识恢复后可有部分遗忘或全部遗忘。多见于躯体疾病所致的精神障碍。

（7）梦样状态（oneiroid state）　指在意识清晰度降低的同时伴有梦样体验。患者外表看似清醒，可沉浸其中数日到数周，与周围环境丧失联系。可见于精神分裂症紧张型与感染中毒性精神病。

2. 自身意识障碍

（1）人格解体（depersonalization）　是对自身的不真实体验，丧失了"自我"，不能察觉本人的精神活动或躯体的存在，认为自己是空虚的、不属于自己的，见于颞叶癫痫、精神分裂症、神经症等。

（2）双重人格（dual personality）和多重人格（multiple personality）　患者在同一时间表现为两个或多个完全不同的人格，每个人格有各自的身份、言语、思想、行为。见于癔症或精神分裂症。

（3）交替人格（alternating personality） 同一患者在不同时间内表现为两种完全不同的人格，在不同时间内交替出现。多见于分离性障碍，也见于精神分裂症。

十二、常见的精神障碍综合征

1. 兴奋状态（excitement state） 主要表现为思维联想过程加快、情感活跃、意志行为增多。协调性精神运动性兴奋表现为思维奔逸、自我评价过高、情感高涨、意志增强，多见于躁狂状态；不协调性精神运动性兴奋表现为思维散漫甚至破裂、情感躁动不安、言语和行为杂乱无章，多见于精神分裂症青春型。

2. 抑郁状态（depressive state） 表现为情感低落、兴趣缺乏、思维迟缓、自卑自责、悲观厌世、言语减少、动作缓慢。多见于抑郁发作。

3. 妄想状态（delusive state） 以妄想为主要表现，内容可以是被害、夸大、疑病、钟情等，可伴有幻听及相应的情感与行为变化。多见于妄想性障碍和精神分裂症。

4. 奥赛罗综合征（Othello syndrome） 又称病理性嫉妒综合征。以坚信配偶不贞的嫉妒妄想为核心症状，多具有偏执型人格障碍的基础。患者以许多似是而非的证据证明其配偶另有新欢，为此反复侦察、盘问、跟踪、拷打。症状可持续数年，可能发生攻击行为，甚至杀死配偶，就犹如莎士比亚描述的奥赛罗一样。多见于妄想性障碍。

5. 精神自动症综合征（Kandinsky syndrome） 在意识清晰的状态下出现假性幻觉、被控制感、思维被洞悉感、强制性思维及系统化的被害妄想、影响妄想等。本综合征的典型表现是患者体验到自己的精神活动自己不能控制，而是由外力影响和控制。多见于精神分裂症偏执型。

6. 紧张症候群（catatonia） 表现为木僵、违拗、被动服从、蜡样屈曲、作态，以及刻板言语、刻板动作等，有时又表现为突发的兴奋、冲动行为。见于精神分裂症紧张症型。

7. 衰退状态（deterioration） 以思维贫乏、情感淡漠、意志缺乏为核心症状，表现为言语简单、面无表情、生活懒散、无欲无求。认知功能可以有各式各样的缺陷，但不是痴呆，在临床相中也不占突出地位。见于精神分裂症单纯型或其他型的衰退期。

8. 柯萨可夫综合征（Korsakov syndrome） 又称遗忘综合征，表现为近事遗忘、错构、虚构和定向障碍，多见于慢性酒精中毒性精神障碍、颅脑外伤后精神障碍及其他脑器质性精神障碍。

复习思考

1. 错觉是指（　　）

    A. 对客观事物歪曲的知觉

    B. 对已知的事物有未经历的陌生

    C. 对从未经历过的事物有熟悉感

    D. 对客观事物部分属性产生了错误的知觉感

    E. 没有客观事物作用于感官时出现的知觉体验

2. 感知综合障碍是指（　　）

    A. 对客观事物歪曲的知觉　　　　　　B. 一种虚幻的知觉体验

    C. 对事物个别属性的错误感知　　　　D. 对事物的整体属性的错误感知

    E. 意识障碍时出现的知觉障碍

3. 关于思维奔逸的说法，正确的是（　　）

    A. 精神分裂症的常见症状　　　　　　B. 躁狂症的常见症状

    C. 抑郁症的常见症状　　　　　　　　D. 神经症的常见症状

    E. 器质性精神障碍的常见症状

4. 妄想是指（　　）

    A. 大量涌现的不自主的观念

    B. 用无关的具体概念代替某一抽象概念

    C. 无法说服的病理性歪曲信念，病态的推理判断

    D. 无法摆脱的重复出现的观念

    E. 在意识中占主导地位的观念

5. 下列属于罪恶妄想的表现是（　　）

    A. 认为自己被别人跟踪　　　　　　　B. 认为自己犯了滔天大罪

    C. 认为别人在家里安装了窃听器　　　D. 认为有人在饭中放了毒要害自己

    E. 认为环境中与他无关的事物都与他本人有关

扫一扫，知答案

第三章
精神科护理技能

扫一扫，看课件

【学习目标】
1. 掌握精神科护理的基本内容。
2. 熟悉精神科护理的评估。
3. 了解精神科护理的基本要求、技能。

第一节　精神障碍的观察与记录

一、精神障碍的观察

精神疾病的观察与记录是精神疾病护理的重要环节，也是提高护理质量的重要标志之一。

(一) 观察内容

1. **一般情况**　患者仪表、衣着、步态和个人卫生情况；生活自理能力；睡眠、进食、排泄、月经情况等；与周围人接触交往是主动还是被动；参加文娱活动时的情况；对住院、治疗及护理的态度等。

2. **精神症状**　患者有无自知力；有无意识障碍；有无幻觉、妄想；病理性情感；意志行为活动情况；有无自杀、自伤、伤人、毁物，及外走企图、强迫、刻板、模仿等行为；有无自知力；症状有无周期性变化等。

3. **躯体情况**　患者生命体征是否正常；有无躯体疾病或症状；有无脱水、浮肿、呕吐、外伤等情况。

4. **治疗情况**　患者对治疗的态度，有无藏药或拒绝治疗等行为；治疗效果及药物不良反应如何。

5. **心理需求** 包括患者目前的心理状况、心理需求、急需解决的问题，以及心理护理的效果评价。

6. **社会功能** 包括学习、工作、人际交往能力，以及生活自理能力等。

7. **环境观察** 包括床单位、门窗等基本设施，医疗设备等有无安全隐患，病房环境是否整齐、卫生、安全、舒适，周围环境中有无危险物品，患者有无暴力和意外行为的发生等。

(二)观察的方法

1. **直接观察** 是指护士与患者直接接触进行面对面交谈或护理体检，了解患者的心理需要、精神症状与躯体情况。

2. **间接观察** 是指护士通过患者的家属、亲朋好友、同事及病友了解患者的情况，或从患者的书信、日记、绘画、手工作品中了解患者的思维内容和病情变化。对思维内容不肯暴露或不合作的患者，间接观察是十分重要的手段，是直接观察法的重要补充。

(三)观察的要求

1. **客观性、目的性** 护士需了解和掌握的信息就作为重点观察内容。并将观察到的事实进行交班与记录，而不随意加入自己的猜测与判断，以免误导其他医务人员对患者病情的了解和掌握。

2. **整体性** 要对患者住院期间各个方面的表现都了解、观察，以便对患者情况有一个全面、整体、动态的掌握，及时制订或修订适合患者需要的护理措施。

3. **针对性** 疾病不同阶段观察重点不同。急性期患者重点观察精神症状以及躯体情况；治疗初期患者重点观察其对治疗的态度、治疗效果和不良反应；缓解期患者重点观察病情稳定程度与对疾病的认识程度；恢复期患者重点观察症状消失的情况、自知力恢复的程度及出院的态度和回归社会的适应能力。

4. **隐秘性** 护士要在患者不知不觉中观察患者，可在执行治疗和护理操作时观察患者，或在与患者轻松交谈时了解患者，这时患者所表达的内容、表现出的情况较为真实。

二、护理记录

护理记录是护士对患者进行病情观察和实施护理措施的原始文字记载，是医疗文件的重要组成部分。因此，必须书写规范并妥善保管，以保证其正确性、完整性和原始性。

(一)记录的方式和内容

1. **入院护理评估单（又称护理病历或护理病史）** 一般在 24 小时内完成。记录方式可有叙述性书写，或表格式填写。记录内容包括一般资料、简要病史、精神症状、心理社会情况、日常生活与自理程度、护理体检、主要护理问题、护理要点等。

2. **入院后护理记录（临床称为交班报告）** 按照整体护理的要求，简要记录患者的生命体征、主诉、主要病情、精神症状及躯体情况，以便护士全面掌握患者的病情变化，以叙述式书写。由当班护士及时完成，向下一班交班。记录内容：入室时间、陪同者、住院次数、入室方式、本次入院原因、主要病情、入室后体温、入院后的表现、护理注意事项。

3. 住院护理评估单 在疾病过程中，患者的情况不断发生变化，护士将根据患者病情，对不同患者分别进行每班、每日、每周或阶段性护理评估，列出护理诊断，完善护理措施，按计划实施，定期评价效果。临床上多以表格形式填写。

4. 护理记录单 护理记录单是把护理诊断、护理措施、效果评价融为一体，便于记录，分为一般护理记录单和危重护理记录单。一般护理记录单包括患者的病情、治疗、饮食、睡眠等情况；危重护理记录单记录患者的生命体征、出入量、简要病情和治疗护理要点，按每小时、班次记录。

5. 出院护理记录 内容为入院次数、本次入院时主要精神症状、诊断、治疗、护理、目前精神症状缓解程度、自知力恢复情况、何人来院陪同、带药情况、健康教育，向家属交代"家庭护理须知"，如服药方法、作息安排、门诊随访、病情观察及注意事项、防复发措施等。

6. 出院护理评估单 一般采用表格填写与叙述法相结合的记录法。内容为：

（1）健康教育评估：指患者接受入院、住院、出院的健康教育后，对良好生活习惯、精神卫生知识、疾病知识以及对自身疾病的认识等效果进行的评估。

（2）出院指导评估：对患者出院后的服药、饮食、作息、社会适应能力锻炼、定期复查等具体指导的情况。

（3）护理小结与效果评价：主要对患者住院期间护理程序实施的效果与存在问题做总结记录。最后经护士长全面了解后做出评价记录。

7. 其他 如新入院病例讨论记录、阶段护理记录、请假出院返院记录、转出入院护理记录、死亡护理记录等。

（二）记录的要求

客观、及时、真实、准确、完整。尽可能把患者原话记录下来，少用医疗术语。书写项目齐全，字体端正、字迹清晰，不可涂改，签全名及时间。

第二节 精神障碍患者的基础护理

精神障碍患者的基础护理主要包括患者的日常生活护理、饮食护理、睡眠护理、安全护理等。患者由于精神障碍的影响，常伴有生活自理能力下降或丧失，缺乏保护自己的能力，甚至发生自伤、自杀、伤人毁物等意外事件。因此做好精神障碍患者的基础护理是保护患者安全与健康的一项重要工作。

一、日常生活护理

(一)重视卫生宣教

进行卫生宣教和卫生指导。向患者宣传个人卫生和防病知识，制订有关卫生制度。开展个人卫生的评比活动，促进患者养成卫生习惯，鼓励患者自行料理，搞好个人卫生，做到三无（无感染、无压疮、无并发症）、三短（头发短、胡须短、指甲短）、九洁（头发、面部、口腔、手、足、皮肤、会阴、肛门、臀部保持清洁）。

(二)口腔卫生护理

督促、协助患者养成早晚刷牙、漱口的卫生习惯。对危重、木僵、生活不能自理者，应予以口腔护理。

(三)皮肤（毛发）护理

1. 新患者入院，做好卫生处置并检查有无外伤、皮肤病、头虱、体虱等，并及时作处理。

2. 关心督促患者饭前便后洗手，每日梳头、洗脸、洗脚，女患者清洗会阴。定期给患者洗澡、洗头、理发、剃须、修剪指甲。对生活自理困难者，护士应协助完成，包括女性患者经期的卫生护理，使患者整洁舒适。

3. 卧床患者予以床上沐浴，定时翻身、按摩骨突部位皮肤，帮助肢体功能活动，保持床褥干燥、平整，做好防压疮护理。

(四)排泄护理

1. 由于患者服用精神药物容易出现便秘、排尿困难甚至尿潴留等情况，因此须每天观察患者的排泄情况。对三天无大便者，遵医嘱给予适宜的缓泻剂或清洁灌肠，以及时解决便秘的痛苦，并预防肠梗阻、肠麻痹的发生。平时督促鼓励患者多饮水，多食蔬菜、水果，多活动，以预防便秘。对排尿困难或尿潴留者，可进行诱导排尿（如听流水声、按摩膀胱、温水敷下腹、穴位针灸等），无效时遵医嘱导尿。

2. 对大小便不能自理者，如痴呆、慢性衰退等患者，观察记录其大小便规律，定时督促，伴护如厕或给便器，并进行耐心训练，衣裤脏时及时更换，保持床褥的干燥、清洁。

(五)衣着卫生冷暖护理

随季节变化及时督促和帮助患者增减衣服，以免中暑、感冒、冻疮等。

(六)仪表仪容

协助患者整理服饰，使患者穿着舒适与整洁，定期更换，随脏随换，衣扣脱落及时缝钉等。鼓励患者适当打扮，尤其是病情缓解者、康复待出院患者、神经症患者。有条件专为患者设美容室、理发室，以满足患者爱美的需要，有利于患者增强自尊、自信，提高生活情趣。

二、饮食护理

精神病患者由于精神症状各异，在进餐方面亦会出现各种情况。如暴饮暴食、拒食、抢食，甚至吞食异物等；又可因服用抗精神病药物而引起吞咽困难、噎食。因此，要使患者正常有序的进餐，保证进食量、水分、营养，护理人员就必须认真做好患者的饮食护理。

（一）进餐前的准备

餐厅环境整洁、明亮、宽敞，尤其要保持地面干燥，避免患者滑倒。使用清洁、消毒、不易破损的餐具每人一套。进餐时发给患者，餐后及时收回，避免患者将餐具作为伤人或自伤的工具。照顾患者的生活习俗和民族特点，按医嘱给予患者饮食种类。督促与帮助患者洗手。

（二）进餐时护理

1. 进餐形式 一般采用集体用餐（分食制）方式，有利调动患者进食情绪，有利于消除对饭菜的疑虑，有利于护理人员全面观察患者进餐情况。

2. 进餐安排 安排患者于固定餐桌，定位入座，各就各位，有秩序，便于工作人员及时发觉缺席者，及时寻找，做到不遗漏。进餐时分别设普通桌、特别饮食桌、重点照顾桌。

（1）普通桌 供大多数合作或被动合作的患者就餐，给予普通饮食。

（2）特别饮食桌 供少数有躯体疾患或宗教信仰等对饮食有特别要求的患者就餐，如少盐、低脂、高蛋白、忌猪肉、素食、糖尿病、半流质饮食等。由专人看护，按医嘱、按病情、按特殊要求，准确无误地给适宜的饮食。

（3）重点照顾桌 安排老年人、吞咽困难（药物不良反应）、拒食、藏食、生活自理困难需喂食者等，由专人照顾。

（4）重症患者于重症室内床边进餐。

3. 进餐时护理 在进餐过程中，护士分组负责观察患者进餐情况，进餐时秩序，进食量、速度。防止患者倒食，用餐具伤人或自伤。巡查有无遗漏或逃避进餐的患者，并提醒患者，细嚼慢咽，谨防呛食、噎食、窒息。对年老或药物反应严重、吞咽动作迟缓的患者给予软食或流质饮食，酌情为患者剔去骨头，进餐时切勿催促患者，给予充分时间，必要时予以每口小量喂食，并由专人照顾，严防意外。对抢食、暴食患者，安排单独进餐，劝其放慢进食速度，避免狼吞虎咽发生喉头梗阻。并适当限制进食量，以防过饱发生急性胃扩张等意外。

对不愿进食、拒绝进食者，针对不同原因，设法使之进食，必要时给予鼻饲或静脉补液，并做进食记录，重点交班；对被害妄想、疑心饭菜有毒者，可让其任意挑选饭菜，或由他人先试尝，或与他人交换食物，适当满足要求，以解除疑虑，促进进食。对罪恶妄想，自认罪大恶极、低人一等，不配合且拒绝进食的患者，可将饭菜拌杂，使患者误认为是他人的残汤剩饭而促进进食；疑病妄想、牵连观念、忧郁不欢、消极自杀、否认有病而不肯进食的患者，应耐心劝导、解释、鼓励，亦可邀请其他患者协同劝说，这往往可能促使进食；对由于被幻听吸引其注意力而不肯进食的患者，可在其耳旁以较大声音劝导提醒，以干扰幻听而促使进食；对阵发性行为紊乱、躁动不安而不肯进食者的患者，应视具体情况，不受进餐时间的限制，待其病情发作过后较合作时，劝说或喂食；木僵、紧张症状群的拒食患者，宜在夜深人静或置于幽暗宁静的环境中（有时会自行进食），试予喂食，以补鼻饲之不足；对伴有发热、躯体疾患的患者，因食欲不佳而不愿进食的，应耐心劝说，并尽力设法烹饪患者喜爱的饮食，使之进食，亦可允许家属送饭菜；对欲吞食异物的患者要重点观察，必要时予以隔离，外出活动需专人看护，以防食脏物、危险物品等。

（三）会客时的食品管理

家属和亲友所带的食品均应由护士检查后协助保管，注明患者姓名，专柜存放，适时、适量发放。向家属和亲友作好饮食卫生宣教，指导家属亲友选送适宜的食物，劝导病人会客时进餐要适量。

三、睡眠护理

（一）创造良好的睡眠环境

病室内清洁整齐、无异味，空气流通，温度适宜，光线柔和（以暗蓝光为宜）、环境安静、无噪声，有利患者安定情绪，容易入睡。

（二）安排合理的作息制度

指导患者养成按时作息的生活习惯，白天除了安排 1～2 小时午睡外，鼓励患者参加各种工、娱、体活动，有利于夜间正常睡眠。

（三）促进患者养成有利睡眠的习惯

督促、协助患者睡前用暖水洗脸、洗脚或沐浴，以利于减缓脑部血流量，促进睡眠；睡前忌服引起兴奋的药物或饮料，避免参加引起激动、兴奋的娱乐活动和谈心活动；不看情节紧张的小说和影视片；晚餐后不过量饮茶水，睡前小便，避免中途醒后，难以入睡；指导患者健康的睡眠姿势，避免蒙头、俯卧睡眠。

（四）加强巡视严防意外

护士要深入病床边巡视，仔细观察患者睡眠情况，包括睡眠姿势、呼吸音，是否入眠等。要善于发现佯装入眠者，尤其对有自杀意念的患者做到心中有数，及时做好安眠处理，防止意外。

（五）睡眠障碍患者的护理

分析失眠原因，体谅患者的痛苦与烦恼心情，针对患者失眠原因给予解释，鼓励患者诉说，以缓解其紧张和焦虑情绪。教会患者放松方法或转移注意力，采用舒适的卧姿。对精神症状严重的未入眠的患者要及时报告医生给予药物对症处理，保障患者的睡眠，并做好记录和交班。

四、安全护理

安全护理是精神科护理质量的一项重要指标，护士的安全意识要贯穿于护理活动的始终，随时发现不安全的因素，谨防意外发生。

（一）掌握病情

护士要掌握病区内每位患者的病史，病情特点，密切观察，重视患者主诉，对有自伤、自杀、冲动伤人、出走企图或行为的患者随时注视其动态，严重者必须安置于重病室内由护士 24 小时重点监护，一旦有意外征兆及时采取有效措施予以防范。

（二）与患者建立信赖关系

尊重、关心、同情、理解患者，及时满足患者的合理需求，使患者感到护士温和、亲切可信赖。在此良好的护患关系基础上患者会主动倾诉内心活动，亦易接受护士的劝慰。如流露出想自杀或有冲动伤人的征兆时，可及时制止，避免意外事件的发生。反之可能促使意外事件的发生。

（三）严格执行护理常规与工作制度

护士要严格执行各项护理常规和工作制度，如给药治疗护理、测体温护理、约束带应用护理、外出活动护理、患者洗澡时护理等常规，以及交接班制度、岗位责任制度等。因为稍有疏忽将会给患者带来不良后果，甚至危及患者生命。

（四）加强巡查严防意外

凡有患者活动的场所，都应安排护士看护、巡视、密切观察，以便及时发现病情变化，预防意外。护理人员应每 15 分钟巡视 1 次，重点患者专人监护，患者 24 小时不离开护理人员的视线。尤其在夜间、凌晨、午睡、开饭前、交接班时等病房工作人员较少的情况下，护士要特别加强巡视。在厕所、走廊尽头、暗角、僻静处都应仔细察看。临床实践提示，在这些时间和地点极易发生意外。

（五）加强安全管理

1. **病房设施要安全** 门窗有损坏及时修复，对各种辅助室的门用毕后要及时上锁，以防患者借机逃跑或收藏危险物品作为自伤、伤人的工具，保证病区各种设施对患者安全，包括用电插座、饮用水保管等。

2. **病区内危险物品严加管理** 如药品、器械、玻璃制品、锐利物品、绳带、易燃物等要定点放置，并加锁保管。交接班时，均要清点实物，一旦缺少及时追查。若患者借用指甲剪、缝针时，需在护理人员看护下进行，并及时收回。

3. 加强安全检查　患者入院、会客、请假出院返回、外出活动均需做好安全检查，防止危险物品带入病室。每日整理床铺时，查看患者有无暗藏药物、绳带、锐利物品等。经常对整个病区环境、床单元，及患者的鞋、袜、衣袋等一切可能存放危险物品的地方，均行安全检查。

（六）宣传和教育

应重视对患者及家属进行有关安全常识的健康宣教。

第三节　精神障碍患者的组织与管理

精神障碍患者的组织与管理，是精神科临床护理工作中的重要环节。精神疾病患者因为症状的特殊性和行为表现的多样性，要求病房的设备、结构与病房管理除具备一般内外科病房条件外，还要有适合精神疾病患者特殊需要的环境和管理方法。

一、患者的组织

患者的管理组织可以在病区中心组领导下，由专职人员（康复护士）具体负责，指导和参与患者的各项活动，病区全体工作人员予以支持、协助、参与。患者的组织有病区修养员委员会、修养小组、康复互助组等。修养委员会的主任、委员、组长的人选应从康复期、恢复期患者中挑选有一定工作能力，在患者中有一定影响力且热心为病友服务的人员担任。主任负责全面工作，委员分别负责学习、生活、宣传、文体、工疗等方面的工作；小组长配合委员，关心组内病友，带头、督促小组成员积极参加病区的各项活动的安排，听取患者对医疗护理服务的意见，向患者提出需要配合的事项，表扬好人好事等。任职的患者若出现病情复发或康复出院可及时推荐补充，通过患者的各级组织，在患者中开展各种评优活动，调动患者的积极性，培养患者的自我管理能力，配合医务人员共同搞好病房的管理。

二、患者的管理

（一）制定有关制度

患者作息制度、住院休养规则（包括进餐时、睡眠时、服药时、测体温时、工娱疗时、外出活动时等）、会客制度、休养员会议制度等，并经常宣传制度和规则的内容，让患者了解遵守制度和规则的意义，使他们自觉遵守。对慢性退缩或记忆力差者，予以重点关心、耐心帮助和进行强化训练，督促他们遵守。

（二）树立良好风气

首先护士要以身作则，注意自己的言语、态度、作风、行为，以良好的素养和形象来影响患者。同时采取各种方法，培养患者良好的生活习惯和行为，有计划地开展树立良好风尚的教育活动；开展各种评优活动，如"五好修养员"评选，"文明卫生"红旗竞赛等；注重及时表扬和宣传患者中的好人好事；提倡病友相互帮助，友好相处。使患者不仅管好自己，还能关心集体及其他患者，使病区内充满良好的风尚。

（三）丰富住院生活

有计划地为患者安排丰富多彩的文娱、体育、作业与学习等活动，使患者在集体活动中转移病态思维，安定情绪，获得愉快、信心和希望，有利于病房的安定和安全。

三、分级护理管理

为了使患者得到针对性的护理管理，使病区内大多数患者能处在安宁、有序的治疗休养环境中，临床上按患者的病情轻重及其对自身、他人、病室安全的影响程度，进行分级护理管理，制订不同的护理措施和管理方法，分为特殊护理和一、二、三级护理管理。

（一）特殊护理

1. 特殊护理的对象

（1）精神病人伴有严重躯体疾病，病情危重，随时有生命危险，如伴有严重的心力衰竭、高血压危象或严重外伤等，生活完全不能自理者。

（2）因精神药物引起的严重不良反应（如急性粒细胞减少、恶性症状群、严重药物过敏等），出现危象、危及生命者。

（3）有严重的冲动、伤人、自杀及逃跑行为者。

（4）有意识障碍；中度以上木僵；严重的痴呆、抑郁、躁狂状态者。

2. 特殊护理的内容

（1）设专人护理，评估病情，制定护理计划，严密观察生命体征的变化，保持水、电解质平衡，准确记录出入量，并做好护理记录。

（2）正确执行医嘱，按时完成治疗和用药。

（3）给予患者生活上的照顾，每日晨晚间护理1次，保证患者清洁。

（4）协助卧床患者床上移动、翻身及有效咳嗽，每2小时1次，执行预防压疮流程，保证患者皮肤无压疮。

（5）保证患者每日入量，根据病情严格记录出入量。

（6）对于约束患者，严格执行约束制度，保证患者的监护过程安全、清洁，保持患者卧位舒适及功能位。

（7）加强留置导管的护理，无导管污染及脱落。

（8）履行相关告知制度并针对疾病进行健康教育。

（9）保持急救药品和抢救器材的良好功能状态，随时做好抢救准备。

（10）详细记录各项治疗护理措施。

（二）一级护理管理

1. 护理对象

（1）有自杀自伤冲动、走失倾向者。

（2）冲动伤人、兴奋躁动、行为紊乱、毁物行为者。

（3）木僵、拒食、病情波动较大者。

（4）严重药物反应、严重躯体并发症者。

（5）生活不能自理者。

2. 护理内容

（1）安全护理措施到位，定时巡视，密切观察病情。将患者安置在护士易于观察的病室内，每 30 分钟巡视 1 次；观察治疗过程中的各种副反应；有无自伤、自杀倾向。

（2）正确执行医嘱，按时完成治疗并指导患者正确用药。

（3）给予或协助患者完成生活护理，每日晨晚间护理 1 次，保证患者清洁。

（4）必要时协助卧床患者床上移动、翻身及有效咳嗽，每 2 小时 1 次，执行预防压疮流程，保证患者皮肤无压疮。

（5）指导患者饮食，保证入量。

（6）对于约束患者，严格执行约束制度，保证患者的监护过程安全、清洁，卧位舒适。

（7）履行相关告知制度并针对疾病进行健康教育，做好心理援助和康复指导。

（8）随时做好抢救准备。

3. 管理与活动范围

（1）实施封闭式管理为主。

（2）患者一切用物由工作人员负责管理。

（3）患者在重病室内活动为主，若外出必须由工作人员陪护。

（三）二级护理管理

1. 护理对象

（1）精神症状不影响病区秩序，生活能自理者或被动自理者；轻度痴呆患者。

（2）伴有一般躯体疾病，生活能自理或需协助者。

（3）有情绪低落、自杀意念、出走企图，但能接受劝导者。

2. 护理要求

（1）安置在一般病室内。

（2）密切观察病情及治疗后的反应，做好安全护理。

（3）视病情督促和协助生活料理。

（4）安排患者参加适宜的工娱、体育及学习活动。

（5）针对性地开展心理护理，进行健康教育。

（6）每日护理查房，每周护理记录 1～2 次。有情况随时记录及交班，必要时报告医生。

3. 管理与活动范围

（1）实施半开放管理为主。

（2）患者的个人生活用品自行管理。

（3）患者在病区内可自由活动，在工作人员陪护下可参加各种户外活动。

（4）经医生同意，在家属陪护下，在规定时间内可返家或参加社会活动。

（四）三级护理管理

1. 护理对象

（1）精神疾病恢复期，躯体症状缓解，生活能自理者。

（2）康复待出院者。

2. 护理要求

（1）安置在一般病室内。

（2）观察病情，了解患者对出院所面临的各种心理状态，开展心理护理。

（3）结合患者情况进行疾病知识、治疗、防复发和社会适应等方面的健康教育。

（4）制订与实施综合性康复护理，帮助患者健康重建。安排患者进行体力、智力、日常生活、工作、社交能力诸多方面的功能训练，做好出院后走向社会的适应性准备。如担任休养员委员会工作，有计划地安排家庭、社会的社交或体育活动等。

（5）针对性地做好出院指导。

（6）每日护理查房，每周护理记录 1 次，特殊情况随时记录。

3. 管理和活动范围

（1）实施开放管理，提供接近正常人的生活自由度。

（2）患者的物品均可自行管理。可穿自己喜爱的衣服、戴手表、自备半导体收音机，携带自己喜爱的图书、乐器，也可自备零用钱等。

（3）在规定时间内可独自外出散步、看电影、逛街、购物等。

（4）经办理手续后，每周可自行回家探亲访友，参加社交活动。

第四节　与精神障碍患者沟通的技巧

沟通是人与人之间用不同的方式和方法互相发送、传递和接受信息的过程，它是人际交往的一个基本因素。接触精神疾病患者不单是为完成治疗及护理任务，更重要的是以患者为中心，建立护士与患者的治疗性人际关系，运用交往和沟通技巧，观察患者的思维、情感和行为等病态表现，帮助患者维护健康、预防疾病、恢复功能，实现护理工作的目标。因此，精神科护士熟练掌握沟通技巧是了解病情的重要途径，是做好精神科护理工作的基本功之一，也是优质护理服务的关键步骤。

一、与患者沟通的意义

(一)建立和改善护患关系的需要

护患关系的建立依赖于护患沟通的效果，有效的沟通会使患者体会到友好真诚、尊重和体贴的态度，从而对护士产生信任感，形成良好的护患关系。反之，则可能导致护患冲突。

(二)收集可靠资料、准确评估患者的需要

在日常护理中护士除从常规检查中获得患者的躯体资料，还需要了解患者的心理、社会状况、心理需求等，这些资料的获取必须通过与患者的沟通，无效的沟通难以收集可靠的资料，无法准确评估患者，妨碍制订有效的护理措施。

(三)促使患者参与治疗、护理，积极合作

通过有效的沟通建立的良好的护理关系本身就具有治疗作用，它能满足患者的需要，调整或改变患者的观念、情绪和心态，使患者配合治疗，临床上有辅助治疗作用。

(四)健康教育作用

向患者宣传健康知识，提高其自我护理能力，为患者提供心理社会支持，促进心身健康。

(五)规避执业风险的作用

与患者良好的沟通可以更好地了解病情，准确把握在护理工作中可能出现的问题，及时有效地解决、减少纠纷。同时，拥有良好的护患关系是避免纠纷的最有效的途径，而有效和谐的沟通是建立良好护患关系的必须途径。

二、治疗性沟通

护患沟通是护士与患者及家属之间交流信息和感情，建立良好护患关系的过程。良好的护患沟通可以提高患者的护理依从性，增强患者的康复信心，减少和避免护患纠纷。因

此，在护理过程中，必须加强护士沟通能力的培养。

（一）治疗性沟通的要求

1. 保密 护士与患者及家属的接触时间较多，比其他医务人员更有机会了解患者的生活及疾病隐私。无论是患者主动向护士披露的还是护士无意中发现的，护士都应当遵守保密原则，将患者的诊断、治疗过程与其他生活方面的隐私同样看待，恪守保密原则，不在医疗护理范围之外进行扩散。

2. 以患者为中心 治疗性关系的建立是以促进患者健康为目的，一切针对患者的临床护理决定和行为，都应当以患者的利益为中心，最大限度地保护患者的利益。

3. 制定相应的护理目标 护士在整个治疗性沟通过程中应该制定完整的护理目标，并以目标为导向完成治疗性沟通。

4. 接受患者 受到精神症状的影响，有些患者无法顺利地进行沟通，甚至有的患者带有暴力倾向，与这些患者沟通时，护士必须理解患者的行为，不以批判的态度对待患者，以防阻碍治疗性沟通的进行。

5. 避免过多的自我暴露 为了取得患者的信任，建立信任的护患关系，护士可以适当地进行自我暴露，但不能过多地进行自我暴露，以免将沟通焦点转移到护士身上。沟通过程中应鼓励患者进行自我暴露，以增强患者对自身疾病的认识能力及解决问题的能力。

（二）切题会谈

切题会谈是精神科最重要的沟通方式，分为四个阶段：

1. 计划与准备阶段 此阶段主要是熟悉资料，准备环境，安排时间，确定目标。

2. 开始交谈阶段 此阶段主要是以给患者一个良好的首次印象，使患者主动说出自己的愿望为目的。

（1）充分准备：与患者接触前，护士应做好充分准备。熟悉患者的基本情况，包括一般情况：姓名、面貌、年龄、性别、民族、籍贯、宗教信仰、文化程度、职业、兴趣爱好、个性特征、生活习惯、婚姻家庭情况等；疾病情况：精神症状、发病经过、诊断、治疗、护理要点、特殊注意事项等。交谈前，询问患者的身体状况，如有无不适，是否需上洗手间等。采取适合患者的接触方式，选择适当的交谈内容，为患者提供乐于接受的护理服务。

（2）良好的第一印象：患者对护士的第一印象将极大地影响护患关系及交谈的结果。护士要做到精神饱满，仪表整洁，举止端庄大方，目光亲切善良，态度真诚和蔼，努力创造温馨的气氛及表示愿意接受患者的态度，会使患者处于相对轻松的环境，从而使交谈顺利地进行。护士在与患者开始交谈时应注意使用支持性语言，应有礼貌地称呼对方，介绍自己。此外应向患者说明本次交谈的目的和大致需要的时间，告诉患者交谈中收集资料的目的是为了制定护理计划，帮助患者康复。

3. 引导交谈阶段　此阶段是治疗性沟通的重要部分，会谈成败的关键所在，也是护患治疗性关系能否形成和发展的关键所在。

（1）同理心　是指从对方的角度来认识其思想，体验其情感，并产生共鸣，也就是常说的"设身处地""将心比心"，使患者感到护士的真诚，急患者所急，想患者所想。同理心可以分为：①护士换位思考和体验，感受和理解患者的情感和需求；②护士通过言语和行为，表达对患者的感受和理解；③患者感受到护士的理解，并产生积极的反馈；④护患双方产生思想和情感的共鸣，表现为行为上的密切配合和默契。良好的护患关系，也就从中得到发展巩固。

（2）提问　提问在治疗性交谈中具有十分重要的作用，它可以快速地围绕主题进行信息收集与核实。提问是交谈的基本工具，提问的有效性将决定收集资料的有效性。提问可分为封闭式提问和开放式提问。

（3）倾听　倾听是交流的基础，它在人际交往中占有非常重要的位置。通过倾听，护士才能了解患者存在的问题，从而有针对性地提供帮助。倾听的技巧包括以下几点：

①少说话：护士应尽量把自己的语言减到最少，多给患者自由表达思想和意见的机会。

②建立协调关系：了解对方，试着从他的角度看问题，这是提高倾听技巧的重要方法之一。

③表现感兴趣的态度：表示你在注意倾听的最好方式，是发问和要求对方阐明正在讨论一些论点的有效方法。

④眼神接触：护士要用期待、关切的目光注视患者的头面部，并适当进行眼神交流，以示真诚地倾听患者讲话，这也是尊重患者的表现，切勿面无悦色，或只顾手中工作，或表现心不在焉的神态，这会使患者感到不被尊重、受鄙视而不愿谈话。

⑤引导话题延续：除了要善于倾听，护士还应适时地对话题进行引导，将简短的语句加入沟通的过程，如："然后呢"？使患者觉得护士对此次交谈很感兴趣，尤其对于思维散漫的患者应及时给予引导，确定谈话目标。对未听清楚的内容，不要随意点头以示了解，反而使患者感到护理人员在敷衍他，而应明确告诉患者，请他重述一遍。

⑥沉默：在交谈的过程中，沉默本身也是一种信息交流，恰到好处的沉默，给患者以思考，调整思路的时间。短暂的沉默会让患者逐渐安定情绪，可以促进沟通。

⑦适时运用皮肤触摸法：人体的皮肤接触能表达强烈的情感交流，根据患者的年龄、性别、宗教、文化、病情等具体情况采用不同的触摸方式，使交谈更融洽、深入。如对老年患者，可边交谈边抚摸其手，患者会感到亲切、温暖。对患儿边交谈边搂抱或抚摸头部，会潜意识地让其感到母爱，会更亲近你。当患者抑郁或悲伤时，触摸可以使其感到护士的同情和关切。对垂危抢救患者，即使不言语，在旁握住其手，患者会感到安全有依

靠。但年轻护士对异性的同龄患者应慎用皮肤触摸，以免引起误解或反感，造成麻烦。

⑧对交谈困难的患者方法要灵活：与老年患者或听力差者，说话时适度靠近患者耳朵，声音稍大些，语速要放慢。对语言表达困难的患者，要耐心倾听，高度专注领会，切勿表示不耐烦或敷衍，更不可讥笑，要以期待、热忱的目光鼓励患者慢慢说。对患儿可仿童腔"牙牙语"，交谈效果会更好。与聋哑患者可用手势、加强表情，或用文字书写与其交谈，同样可取得良好效果。

⑨善于察言观色：观察患者情绪变化，注意患者神态表情、语速、语气、声调、姿态、举动等，以探索患者的心理活动，揣摩其"弦外之音"，以便适时地转换话题，但又不能被患者所察觉，以免患者紧张或有意掩饰，还要提防患者的突然冲动。

⑩善用重述、归纳、澄清的交谈技巧：当交谈告一段落或一个主题结束时，将患者所述内容进行归纳，重述给患者听，使患者感到护士确实在认真地听他诉说，并已理解他所表达的意思。若有误解也可及时得到澄清和纠正。这为继续交谈打下良好的基础。

（4）阐释　阐释常常用于解答患者疑问，消除患者心存的问题或疑惑，如诊断依据、治疗反应、病情严重程度、预后以及各种注意事项等。在运用阐释技巧时，要注意给患者提供接受和拒绝的机会，即让患者做出反应。阐释的基本步骤和方法是：①尽力寻求患者谈话的基本信息，包括语言和非语言的；②努力理解患者所表达的信息内容和情感；③将自己理解的观点、意见用简明的语言阐释给对方，尽量使自己的语言水平与对方的语言水平保持接近，避免使用难以理解的语词；④在阐释观点和看法时，用委婉的口气向对方表明你的观点和想法并非绝对正确，对方可以选择接受或拒绝；⑤整个阐释要使对方感受到关切、尊重，明确自己的问题，并知道该怎么做才有利于问题解决。

（5）支持、理解　患者总是容易对自身的疾病产生过多的担忧和顾虑，或将疾病扩大化而引起不必要的恐惧和不安。而安慰性语言是一种对各类患者都有意义的一般性心理支持，它可使新入院的患者消除陌生感，使恐惧的患者获得安全感，使有疑虑的患者产生信任感，使紧张的患者得以松弛，使孤独的患者得到温暖。在安慰时，护士运用共情技巧，理解患者的处境，体察患者的心情，并针对不同的患者选用不同的安慰性语言。

（6）与不同精神症状患者沟通的技巧

①对妄想患者，护士要启发患者诉说，以便了解其病情，以听为主，对患者所述之事不做肯定或否定，更不要与其争辩，以避免引起患者的猜疑，甚至被牵涉为妄想的对象，待病情好转时再帮助其改变认识。

②对有攻击行为的患者，护士应避免与患者单独共处一室，态度要平和，不与患者争论，避免激惹性语言，不要站在患者正面，以防患者突然冲动。若遇患者有冲动行为时，要同时由多位工作人员出现在患者跟前，同时以冷静的态度握住患者打人的手臂，并拍其肩，用坚定而又温和的态度劝说，暗示其局面已得到控制。

③对缄默状态的患者，尽管他不言语，护士可以关切地静坐其身边，患者会感到护士对他的理解和重视。

④对于木僵或者癔症的患者，虽然患者看来对外界毫无反应，但意识是清楚的，因此，护士切忌在患者面前随意谈论病情，做任何治疗仍应事先向患者介绍清楚，获得患者的同意。

⑤对于消极抑郁的患者，护士要诱导患者诉泄内心的痛苦，多安慰鼓励，启发患者回顾快乐的往事，并表示赞誉和肯定。

⑥对于异性患者，护士的态度要自然，应谨慎、稳重，以免患者把正常的关心当作恋情，产生误会。

4. 结束交谈阶段　顺利地结束交谈可以为下一次交谈及治疗性护患关系打基础。由于开始交谈时提前告知了交谈大致需要的时间，所以时间快接近尾声时应给以适当的提醒，同时给予患者适当的安慰和鼓励，如"今天谈得很好，就到这里，下次再谈"，"休息一下，以后找时间再谈"，做简单交谈后再结束。若有急事必须中断交谈时，应向患者表示歉意，并诚恳约定再次交谈时间，如说："对不起，我有急事要处理，刚才讲的我都记住了，还有问题，明天我们可继续谈。"并且暗示患者本次交谈很顺利，相处很融洽。不可以突然终止谈话，说走就走，更不可在交谈冷场之际，无缘无故离开，这会使患者感到疑虑和不安，不仅影响了本次交谈效果，还将妨碍下次交谈。

第五节　精神科常见危机状态的防范与护理

精神疾病患者常常由于精神症状的影响或严重的精神刺激等原因出现各种急危事件，如暴力行为、自伤自杀行为、出走行为、噎食行为、木僵等。这种状态不仅影响患者自身的健康和安全，对他人和社会秩序也会造成威胁。因此，从事精神科护理的人员必须掌握如何应用专科监护技能来预防各种急危状态的发生，时刻警惕，在急危事件发生后能立即进行有效的处理。

一、暴力行为的防范与护理

(一)护理评估

暴力行为通常是指直接伤害另一个人的躯体或某一物体的严重破坏性攻击行为，如伤人毁物，具有极强的爆发性和破坏性，会对被攻击对象造成不同程度的伤害，甚至危及生命。暴力行为是精神科最为常见急危事件，可能发生在家中、社区、医院等，给患者、家庭及社会带来危害甚至严重后果。因此，精神科护理人员需要对患者的暴力行为及时预测及评估，严加防范和及时处理。

1. 暴力行为发生的危险因素评估

（1）精神症状　幻觉、妄想、冲动、躁狂、意识障碍、情绪障碍等精神症状与暴力行为的发生有直接或间接的关系。如某患者被害妄想时，由于感到害怕可出现"自卫"心理；命令性幻听可指使患者攻击他人；或在意识障碍下出现冲动性的暴力行为，这类行为最难预防，因为意识障碍的患者行为往往为突发性、缺少明确目的。另外，许多严重的精神疾病患者因缺乏对疾病的自知力，不认为自己有病，被强行收住院，也常导致发生暴力行为。因此，应仔细评估可能与暴力行为有关的精神症状及患者的情绪状态。

（2）个性特征　个体受到挫折或受到精神症状控制时，是采用暴力行为还是退缩、压抑等方式来应对，与个体的性格、心理应对方式、行为反应方式等有关。许多研究表明，既往有暴力史是最重要的暴力行为预测因素之一，习惯以暴力行为来应对挫折的个体最易再次发生暴力行为。

（3）诱发因素　社会环境、文化等因素等，都可能诱发暴力行为。如药物副作用使病人难以耐受，工作人员态度粗暴激惹患者，患者的需求没有得到满足等都可能导致发生暴力行为。因此在制订护理计划时要充分考虑如何避免这些诱发因素的产生。

2. 暴力行为发生的征兆评估　当精神疾病患者有下列反应时，常是即将要发生暴力行为的征兆，护理人员要高度警惕。

（1）语言　威胁性言语，提无理要求，说话声音大且具有强迫性。

（2）行为　兴奋、激动、踱步、不能静坐、握拳或用拳击物，全身肌肉紧张度增加，尤其是脸部与手臂的肌肉。

（3）情感　愤怒、敌意、烦躁不安、异常焦虑、易激惹、异常欣快。

（4）意识状态　思维混乱、精神状态突然改变、定向力缺乏、记忆力损害。

（二）护理诊断

有对他人施行暴力的危险，与幻觉、妄想、焦虑、器质性损伤等因素有关。

（三）护理目标

1. 短期目标　①患者显示出语言攻击性行为减少或消失；②患者能应用已学技巧控制暴力行为；③患者没有发生暴力行为；④患者能够叙述导致暴力行为的原因和感受。

2. 长期目标　①病人能够以合乎现实的行为表达自己的愤怒与欲望；②以健康的方式处理挫折、紧张、被攻击的感受。

（四）护理措施

1. 对暴力行为的预防　对有多次或恶性暴力行为史或现在具有某些暴力行为征兆的患者，应采取预防措施减少暴力行为的发生。

（1）改善环境　喧哗拥挤的环境往往使患者心情烦躁，诱发暴力行为的发生，所以这类患者要安置在安静、宽敞、明亮、整洁、舒适的环境中，避免不良噪音的刺激。

（2）减少诱发因素　工作人员在与患者沟通交流时，态度要和蔼可亲，适当满足患者的合理要求，如吸烟、打电话；避免患者参与一些竞争性的工娱活动，如下棋、打篮球等；尊重患者，不与其发生争执。

（3）提高患者的自控能力　鼓励患者以适当方式表达和宣泄情绪，无法自控时，求助医护人员。同时，明确告知患者暴力行为的后果；设法提高患者的自信心，让患者相信自己有控制行为的能力；设法分散患者的注意力，转移患者的暴力意图；告之患者觉得无法自控时如何求助等。

（4）控制精神症状　把患者的暴力倾向及时告知医生，以便做出及时有效的处理。临床实践表明，长期或短期的药物治疗可有效地控制和减少患者冲动行为的发生。

（5）注意沟通交流方式　对待否认有病、拒绝接受治疗的新入院患者，避免使用命令性言语，切忌言语动作简单生硬，态度应和蔼、语气温和，从关心、关爱、体贴的角度，迎合患者的心理，让患者能接纳信任护士，避免暴力行为的发生。同时护理人员应该避免威胁性、紧张性或突然性的姿势，并调节身体位置，平视患者的眼睛，这样可使患者感觉是平等的交流。

（6）加强人员培训　加强护理工作人员培训，提高其工作技能。精神科护士处于特殊的工作环境中，这就需要有保护自己的能力及对患者的冲动行为做出及时干预的能力避免遭受攻击，并使患者的暴力行为受到适当的控制。因此，应加强护士对暴力行为评估能力、建立良好护患关系能力、保护性约束等专科技能的培训。

2. 发生暴力行为时的措施　在精神症状的支配下，患者可突然出现冲动伤人毁物等暴力行为，遇有上述情况医护人员应大胆、镇静、机智、果断地对待患者。

（1）寻求帮助　当患者出现暴力行为如攻击他人、破坏物品、自伤等行为时，首先要呼叫其他工作人员寻求援助，保持与患者安全距离约1m左右。

（2）控制场面　疏散围观患者，维持周围环境的安全与安静，转移被攻击对象，从背后或侧面阻止患者的冲动行为，不可迎面阻拦，用简单、清楚、直接的语言提醒病人暴力行为的结果。

（3）心理疏导　护士通过表达对患者安全及行为的关心，缓解患者心理紧张，取得其信任，进而产生感情共鸣，取得患者的配合。对于由诱发事件引起的暴力行为，应及时处理原发事件，以平息患者的愤怒，并可适当答应患者的合理要求，让患者自行停止暴力行为。

（4）适当运用保护性约束　病人仍无法控制自己的行为时，可采用身体约束方式协助病人控制自己。如穿约束衣或以约束带约束四肢限制于床上或椅子上，其目的是通过具体的身体约束尽快恢复自我内在的控制。在执行保护性约束医嘱时，常常会引起病人的不安和反抗，所以在保护过程中要持续与病人谈话，以缓和口气告知执行约束的目的、时间，必要时护士可陪伴在一旁以降低其焦虑。

（5）药物的使用　当患者出现躁动不安时，可按医嘱选用一些较强镇静作用的药物如氟哌啶醇、地西泮（安定）等肌注来镇静患者的情绪，并注意观察患者的生命体征及用药反应。

3. 暴力行为发生后的措施　暴力行为控制后，要重建患者的心理行为方式，这是对患者暴力行为的长期治疗性处理原则。目前采取较多的方式是行为重建。其理论依据是不管惩罚的程度如何，如果被惩罚者知道以后面临同样的激发情景时，采用哪些新的行为反应方式回报最大，那么原有的攻击行为方式就可能改变。

二、自杀行为的防范与护理

自杀是指有意识的伤害自己的身体，以达到结束生命的目的，是精神科较为常见的急危事件之一。自杀行为按照程度的不同，可分为自杀意念，自杀威胁，自杀姿态，自杀未遂，自杀死亡。

据世界卫生组织报告，自杀是全世界第五位的人类死亡原因，仅次于心脑血管病、恶性肿瘤、呼吸系统疾病和意外死亡。而精神疾病患者中，自杀率显著高于其他人群。因此，防止自杀是精神科护理尤其是住院精神病患者护理的一个重要任务。

（一）护理评估

1. 自杀原因的评估

（1）相关因素　①精神疾病：精神疾病是自杀的常见原因之一，大部分精神疾病都会增加自杀的危险性，其中自杀概率比较高的精神疾病包括：精神分裂症、抑郁症、药物依赖等；②严重的躯体疾病：如恶性肿瘤、艾滋病等；③严重的不良生活事件：如亲人去世、离婚、失业、被侮辱、受威胁或恐吓、犯罪、独居又丧失经济来源等。

（2）社会心理因素　不良的心理素质如敏感、脆弱、多疑、缺乏主见、行为极端、内向性格者在精神应激状态下自杀的可能性比较大。此外，人际关系紧张，缺少社会支持而使孤独感增加，使患者更加脆弱，易增大患者的自杀概率。

（3）家族遗传史　家族成员有自杀史也是一个重要因素。这可能与遗传物质的传递、家庭成员之间的认同和模仿等有关。

2. 自杀征兆的评估

（1）语言征兆　有企图自杀史的患者应多注意。此外如患者公开表明对生活没兴趣或谈论与死亡、自杀有关的问题也应引起重视。如有在自杀前患者会说"如果没有我的连累，一切都会好的"，"死了就好了，就解脱了"，"没什么让我值得活下去了"，或问"哪种死法会比较好，会不太痛苦，时间要多久"等一些奇怪的问题及话语。

（2）行为征兆　患者突然出现行为的变化，如突然说疾病好转，要去远游，或突然改变以往邋遢的生活，变得爱收拾打扮自己。此外还刻意收集、藏匿一些物品或工具，如收集刀子、叉子、皮带、药片等。有的患者还会写下遗嘱安排自己的后事，分配自己的财产等事宜。

（3）情感征兆　对亲人格外关心、体贴或疏远。在抑郁了很长一段时间后，患者突然变得很开心，但无任何理由。有时显得冲动、易激惹、情绪变化很不稳定。有时又表现为情感低落或紧张、经常哭泣、无助、绝望，或故意疏远亲友，将自己反锁于房中。

3. 对有自杀危险性的患者，要进一步评估自杀发生的可能。

（1）自杀意向　有自杀意念者尚不一定采取自杀行动，有自杀企图者很有可能采取自杀行动，有自杀计划者则可能一有机会就采取自杀行动。

（2）自杀计划　如准备刀或绳索之类，悄然积存安眠药物，均是十分危险的征象。

（3）自杀动机　如为个人内心动机（如悲观绝望，以自杀求解脱）者危险性大于人际动机（如企图通过自杀去影响、说服、报复他人）。

（4）遗嘱　有对后事的安排，留有遗嘱者很可能立即采取自杀行动。

（5）隐蔽场所或独处　隐蔽场所危险性大，独自一人时更可能采取自杀行动。

（6）自杀时间　如趁着家人外出或上班时自杀，夜深人静时及工作人员交接班时危险性大。

（7）自杀意志坚决者，危险性大。如自杀未遂者为没有死而感到遗憾，表明患者想死的坚决意志。

4. 评估自杀危险性的辅助工具　在临床实际工作中，护理人员还可借助于一些量表来评估患者的自杀风险和预测自杀的危险性。如贝克的抑郁量表、自杀观念量表、自杀意向量表、抑郁自评量表、巴比与布里克自杀评估量表（见表3-1）等，帮助护士发现患者的自杀意向和风险，采取护理干预对策。

表3-1　自杀评估量表

评估因素	致命程度					患者分数
	1	2	3	4	5	
年龄	0~4	5~14	15~24	25~49	50以上	
性别	女/男	男	男	女/男	男	
情绪症状	无与压力有关的情绪	有与压力有关的情绪	出现身心症状	抑郁、焦虑及其他身心症状	绝望及有死亡计划	
自伤计划	无	计划模糊不具体	计划具体但可以解救	计划清晰可行性高但无即刻性危险	致命性计划无可解救	
生活支持系统	多个朋友及家人	朋友及家人	有家庭自杀史	缺乏朋友及家人支持	独自生活	

续表

评估因素	致命程度					患者分数
	1	2	3	4	5	
近期生活重大改变或丧失	无	责任及义务增加	有健康及工作问题	与亲人分离	亲人死亡日与周年纪念日	
身体疾病	无			恶病质性疾病	绝症	
物质滥用	无			服用药物习惯	喝酒或服用毒品	
认知及解决问题的能力	无此问题	调适技巧差	无效的调适技巧	认知僵化	局限于怪异的想法、无助感	
拟用方法	无此问题	仅限于服药或割腕的知识	知道较多的致命性药物	用刀枪、上吊、跳楼、煤气	家中藏有致命武器，且知道如何使用	

（二）护理诊断

1. 有自伤、自杀的危险　与严重的悲观情绪、无价值感、幻听等有关。

2. 应对无效　与社会支持系统不足、处理事物的技巧缺乏有关。

（三）护理目标

1. 短期目标　①患者在治疗期内不再伤害自己，能够与工作人员建立良好的信任性关系；②患者能够以正确途径表达和宣泄自己痛苦的内心体验。

2. 长期目标　①患者不再有自杀意念，无自我伤害行为；②对自己的生活有积极的认知，并能维持良好的身体状况；③能够掌握良好的应对技巧，以取代自我伤害的行为。

（四）护理措施

1. 心理护理

（1）与患者建立治疗性信任关系，多与患者交流沟通，解除患者疑虑，目的是使患者放弃自杀打算，勇敢地面对生活，帮助患者掌握解决问题的方法，提高患者自信心和自尊感。

（2）患者在住院期间尽量安排患者与家属及朋友多接触，减少患者与他人隔离的感觉。指导家属一起共同参与对患者的治疗和护理，此期间应严密观察患者的病情变化。

（3）及时缓解患者的心理压力，经常倾听患者诉说，让其充分表达内心世界或进行自我批评，提供发泄、内疚等情感机会，同时护理人员要给予真诚的关怀和同情。

（4）根据患者的病情和具体情况，可与患者讨论自杀的问题（如原因、计划、时间、地点、方式、如何获得自杀的工具等），并讨论如何面对挫折和表达愤怒的方式，这种坦率的交谈可大大降低患者自杀的危险性。

2. 安全护理

（1）将患者安置在重病室　将患者安置在护理人员视线范围内，病室应安静，设施安全、光线明亮，空气流通，整洁舒适。

（2）密切观察患者自杀的先兆症状　患者焦虑不安、失眠、沉默少语或心情豁然开朗，在某一地点徘徊、忧郁、拒食，卧床不起等应给予足够的重视。此时避免患者单独活动，可陪伴患者参加各种娱乐活动，接触患者时适时给予心理上的支持。

（3）严格执行护理巡视制度　护理人员要有高度的责任感，对有危险倾向的患者要做到心中有数，重点巡视。尤其在夜间、凌晨、午睡、饭前、交接班及节假日等病房医务人员少的情况下，要特别注意防范。

（4）要加强对病房设施的安全检查，有问题及时维修，严格做好药品及危险物品的保管工作。

（5）发药时应仔细检查口腔，严防患者藏药或蓄积后一次吞服而发生意外。

（6）密切观察患者的睡眠情况，对于入睡困难和早醒者应了解原因，要设法诱导患者入睡，无效的要报告医生处理。

3. 对严重自伤自杀行为患者的护理

（1）将患者安置在重病室，进行一对一的守护，活动范围应在护士视线范围内。清查各种危险物品，并经常检查患者身上及床单位有无危险物品、遗书、字条等。

（2）连续评估自杀的危险性，对有计划的患者，要详细询问地点、方法、时间，如何获得自杀工具和评估发生自杀行为可能性的大小。

（3）保证患者遵医嘱按时服药，确保各种治疗的顺利进行。

（4）一旦发生自伤自杀，应立即隔离患者进行抢救。对自伤自杀后的患者应做好自伤自杀后的心理疏导，了解患者心理变化，制订进一步的防范措施。

4. 生活护理
要保证患者适当的营养，观察患者的排泄，保证睡眠，适当休息，在生活上给予关心照顾。

5. 健康教育

（1）针对患者　与患者建立良好护患关系，指导患者遵医嘱服药，确保治疗的顺利实施；向患者传递正确积极的病情相关信息，使患者看到治疗的希望；帮助患者正确认识自己，并教会患者一些科学有效处理问题的方法及途径，不断完善自己，增强心理承受能力；鼓励患者积极参加社交及工娱活动，扩大自己的交际范围和兴趣爱好，增强适应能力。

（2）针对家属　加强疾病知识宣教，使家属理解患者的痛苦和行为，并真心接纳患者；但应注意在关心和尊重患者的同时，不能过分迁就和强制；帮助患者合理安排工作、生活，恰当处理与患者的关系，避免激惹性的语言和行为；代患者保管药品，遵医嘱按时、按量用药，并注意观察用药期间患者的情绪及行为问题。

三、出走行为的防范与护理

出走行为是指没有准备未告诉亲属或未经医生批准，擅自离开的行为。由于患者自我防护能力下降，出走可能给病人或他人造成严重后果。所以，护理人员必须掌握患者出走行为的防范与护理。

（一）护理评估

1. 出走原因的评估

（1）精神疾病　①患者自知力缺乏，否认有精神病，不愿接受治疗而出走；②受妄想幻觉支配，认为住院是对其迫害而设法离开医院；③有自杀观念的病人因医院防范严密，达不到目的而寻找机会离开医院后自杀；④病人为实现某种病态心理而脱离医院，如上访、告状等；⑤嫉妒妄想的患者怀疑配偶对自己不忠，自己住院无法监视，而设法离开医院。

（2）社会心理因素　目前大多数精神病医院是封闭式的，以利于无自知力患者的管理。患者被强制住院后既不愿接受治疗，也担心住在精神病院，以后会受到社会歧视，影响自己的名誉与前途；同时，封闭式的病房使患者感到生活单调、苦闷、受拘束和限制，处处不自由；有的患者可能牵挂家庭，想念孩子；有的病人可能不了解治疗的科学性（如电休克治疗、药物治疗）而感到恐惧，都可能导致病人出走。

（3）工作人员工作疏忽　工作人员责任心不强，如离岗、注意力不集中、病房设施有漏洞或损坏未及时修补等给病人可乘之机，借外出做检查和活动等机会出走。工作人员态度生硬，方法简单，解释不耐心等给病人以劣性刺激，使其产生不满心理，也是造成病人出走的原因。

2. 出走患者的表现

（1）意识清楚的患者多采用隐蔽的方法，平时创造条件，遇有机会便可出走。如与工作人员建立良好关系，取得工作人员的信任；常在门口附近活动，窥探情况，趁工作人员没有防备时出走；观察病房的各项设施，寻找可以出走的途径，待工作人员放松警惕后乘机出走。

（2）处于朦胧状态或意识不清楚的病人，出走不讲究方式，不知避讳，会旁若无人地从工作人员身边走过。其出走无目的、无计划，多受幻觉妄想支配，一旦成功出走，寻找困难，故危险性较大。

（3）部分患者出走前表现焦虑、坐卧不安、徘徊不止、频繁如厕、东张西望、失眠等。

总之，患者出走前，多数都会有一些异常表现，只要护理人员仔细观察，采取相应的护理措施，就能避免患者出走行为的发生。

护士还可以通过下列提示评估患者的出走危险性：①病史中有出走史；②患者不愿住院或被强迫入院；③患者对治疗不配合，恐惧、害怕治疗；④缺乏自知力；⑤患者有明显的幻觉、妄想；⑥患者有寻找出走机会或途径的表现；⑦患者对住院环境不适应，思念家人。

(二)护理诊断

有受伤害的危险，与自我防御能力下降、意识障碍等有关。

(三)护理目标

1. 患者能对疾病有正确的认识，了解住院的重要性，安心住院。

2. 住院期间没有发生出走行为。

(四)护理措施

1. **安全管理** 及时检查损坏的门窗，工作人员进出时要注意锁好门、保管好钥匙。

2. **加强沟通** 护理人员应加强与患者的沟通，了解患者所需，并满足其合理要求。帮助患者尽快适应医院环境，配合治疗。对有出走想法的患者，应了解原因，给予解释与安慰，力求打消患者出走的念头。

3. **加强监护** 对出走欲望强烈或有出走历史的患者，不宜带出病区活动，应设专人看护，严格遵守检查制度，患者外出检查时必须专人陪护，进出病区必须清点人数。

4. **丰富住院生活** 经常开展室内活动，如文娱活动、工娱治疗活动等，充实和丰富患者的住院生活。嘱咐亲属朋友多来探望患者，鼓励患者，减少患者孤独感，以转移患者出走的念头。

四、噎食的防范与护理

精神患者发生噎食窒息者较多，其原因主要是服用精神病药物发生锥体外系副反应时，出现吞咽肌肉运动不协调所致。表现为患者在进食中突然发生严重的呛咳、呼吸困难、出现面色苍白或青紫等危象，甚至窒息死亡，应立即处理。近年来，由于新一代抗精神病药物问世，锥体外系副反应已少见，故药物所致的噎食较过去大为减少。

(一)护理评估

1. 原因评估

(1) 因病抢食、暴食所致。

(2) 精神疾病，长期服用抗精神病药，出现锥体外系不良反应，引起吞咽肌肉运动不协调，抑制吞咽反射而致。或电抽搐治疗（电休克治疗）后未完全清醒，在意识模糊状态下进食引起。

(3) 脑器质性疾病患者，吞咽反射迟钝，因抢食、急骤进食而发生噎食；癫痫患者进食时如抽搐发作也可能造成噎食。

2. 症状评估

（1）程度较轻者　呛咳、呼吸困难、面色青紫、双眼直瞪、双手乱抓、四肢抽搐等。

（2）程度严重者　意识丧失、全身瘫软、四肢发凉、大小便失禁、呼吸和心跳停止等。

（二）护理诊断

1. 吞咽障碍　与抗精神病药物不良反应或脑器质性疾病等有关。

2. 有窒息的危险　与进食过急有关。

（三）护理目标

1. 患者在住院过程中不发生噎食。

2. 患者知道细嚼慢咽的重要性，能有效防止噎食。

（四）护理措施

1. 严密观察患者病情及有关药物的副反应，对有严重锥体外系副反应的患者，可酌情给予拮抗剂，并为其选用流食半流食，避免给患者含骨、刺的食物。

2. 加强饮食护理，对药物副反应较重、吞咽困难的患者，专人守护进食或喂食，必要时给予鼻饲流质饮食，防止噎食发生，力争做到早发现、早抢救。对抢食及暴饮暴食者，应单独限量分次进食。

五、意外的急救护理

1. 服毒　以服精神科药物或镇静安眠药最多见。处理要点：①评估患者的意识状态、瞳孔、肤色、分泌物等；②向意识清晰的患者和家属了解判断服用药物的性质、种类、剂量、过程；③对意识清晰的患者，先催吐，再洗胃；④对意识不清或休克的患者，应配合医生做好彻底洗胃、急救处理；⑤患者清醒后要做好心理护理。

2. 自缢　是精神患者常见的自杀方法。自缢患者的致死原因是因为身体的重力压迫颈动脉导致大脑缺血缺氧。处理要点：①立即将患者向上托起，使绳索放松，快速解脱自缢的绳套避免压迫，但注意要把患者抱住再解套，以免摔伤患者；②将患者就地平放，解开衣领及腰带，如果患者还有呼吸及心跳，要保持呼吸道通畅，如果患者呼吸心跳停止，要立即进行心肺复苏；③另外遵医嘱做好药物治疗和复苏后期的纠正酸中毒和防止因缺氧所致的脑水肿等对症支持治疗；④患者清醒后要做好心理护理。

3. 触电　是指人体直接接触电源而造成的伤害，可引起电烧伤、肌肉痉挛或心脏骤停。处理要点：①立即关闭电闸使患者脱离电源，切记在断电前搬动患者；②意识清醒的患者就地平卧休息，解开衣带领口等，抬起下颌，保持呼吸道通畅；③呼吸心跳停止的患者立即进行心肺复苏；④对复苏成功后的患者，要对电烧伤的部位进行清创处理，禁止下床活动，防止心力衰竭；⑤患者清醒后还要做好心理护理，严防再次自杀。

4. 外伤 临床常见的外伤有坠跌伤、撞击伤和切割伤，此种损伤会导致肢体骨折、出血或休克死亡。①坠跌伤：如果发现患者自高处坠落时，应立即判断患者意识是否清醒，有无头痛、呕吐，有无开放性伤口、骨折、颅脑损伤、内出血等。如有开放性伤口，应立即用布带结扎肢体近心端止血。如有骨折，应减少搬运，先初步固定再用硬板搬运；如有脊柱骨折，搬运时应保持脊柱平直状态，避免脊柱弯曲损伤脊髓。同时还应观察有无内脏损伤。如有休克就地进行抢救，初步处理的同时联系相关科室，送入医院进行后续治疗。②撞击伤：若发现患者撞击时，应立即阻止，转移注意力。不听劝告者，抱住患者阻止撞击行为或迅速保护患者头部，以缓冲撞击度，或将其约束。一旦发生撞击应迅速了解患者的伤势，检查有无开放性伤口、出血等。如有开放性伤口，立即清创缝合。同时密切观察患者意识、呼吸、脉搏、血压及瞳孔及有无呕吐等。如有异常，应立即通知医生并配合进行抢救处理。③切割伤：患者用锐利器具切割血管等造成肌体的伤害，此损伤容易引起大出血，严重者可导致休克甚至死亡。紧急处理：应立即止血，用止血带或布带结扎肢体近心端止血。此外还应注意患者的面色、口唇、尿量、神志及四大生命体征。根据受伤部位、时间判断患者出血量，是否存在休克，是否就地抢救或外科治疗。

5. 噎食 在服用抗精神病药物的患者中较为多见。处理要点：①就地抢救，分秒必争，立即停止进食，清除口咽部食物，疏通呼吸道。迅速用手掏出病人口中食物，如病人牙关紧闭，可用筷子等撬开口腔掏出食物，并解开领口。②如果抠出食物后病人仍无缓解，应立即将病人腹部俯卧于凳子上，让上半身悬空，猛压其腰腹部迫使膈肌迅速上移而逼迫肺内气体猛然外冲，使气流将进入气管的食团冲出。如果重复 5~6 次不见效，应立即用大号针头在环甲软骨上沿正中部位插入气管，并尽早进行气管插管。③如心跳停搏，立即进行胸外心脏按压。④如自主呼吸恢复，应立即氧气吸入，专人持续监护，直至完全恢复。

复习思考

1. 精神科最常见的急危事件是（　　　）

    A. 木僵行为　　　　　　　　　　　B. 出走行为

    C. 自杀行为　　　　　　　　　　　D. 暴力行为

    E. 噎食和吞食异物

2. 暴力行为发生时，下列哪项措施不妥（　　　）

    A. 与患者安全距离 1 米左右，呈 45 度角（切勿正面接触）

    B. 言语安抚时，应用平静、平和的声音与语气与患者交流

    C. 言语劝诱无效，可采用适当的形式制服并约束患者

D. 可从患者后面悄悄接近，夺下手中武器

E. 集体行动，采用适当的形式制服并约束患者

3. 暴力行为患者被约束后的护理措施，不正确的是（　　）

A. 患者被约束后最好单独隔离

B. 长时间约束者注意肢体位置的变换

C. 经常巡视，并做好记录

D. 交班时作好详细的床头交接班

E. 患者入睡后不必解除约束带，以防坠床

4. 导致精神疾病患者自杀，最常见的精神症状是（　　）

A. 抑郁 　　　　　　　　　　　B. 幻觉

C. 妄想 　　　　　　　　　　　D. 睡眠障碍

E. 兴奋躁动

5. 出走患者是指（　　）

A. 出现痴呆状态者 　　　　　　B. 有兴奋躁动行为者

C. 出现自伤、自杀意向者 　　　D. 有擅自离院的企图和行为者

E. 出现抑郁状态患者

扫一扫，知答案

第 四 章

精神障碍患者的治疗及护理

扫一扫，看课件

【学习目标】

1. 掌握精神疾病药物治疗、电痉挛治疗及工娱治疗的护理。
2. 熟悉精神疾病药物治疗。
3. 了解精神障碍的电痉挛治疗。

案例导入

患者，男，19岁，某市寄宿制高中二年级男生。（代）主诉：疑心大、行为异常1年。

现病史：近一年来无明显原因出现听不懂别人说的话，觉得同学们都在议论他，认为自己的电话被人监听了，学习跟不上。被同学打后出现无故哭泣，不与人沟通，每天睡前都和班长说"我错了，我错了"。经常恐惧、害怕，听见同学说"监狱"，就害怕被送进监狱。班主任找他谈话，患者就躲起来，不说话或反应迟钝。有时表情怪异，捶胸、牙关紧闭；有时说"脑子里有人唱歌、说话，同学们是蝴蝶"；有时觉得同学们长了尾巴。近1个月来出现坐立不安，来回走动、走路转圈，还说有人跟踪他，能看到眼前有人不停和他说话。别人碰他、看他，就发脾气，衣物、水杯、碗筷不允许家人碰，担心被下毒。感觉别人议论他、评论他，心情差，有自杀念头。由家人陪同入某省级精神病医院治疗。

诊断：精神分裂症，建议住院治疗。

请思考：如何对该患者进行治疗？

第一节　精神障碍的药物治疗与护理

精神障碍的药物治疗是指通过应用精神药物来改变患者病态行为、思维或心境的一种治疗手段。由于人类对大脑及其障碍的了解有限，当今，精神障碍的药物治疗大多以对症性、经验性为主要特点。

精神障碍患者普遍对药物治疗的依从性差，因此，培养良好的行医模式，掌握精神药物治疗的原则，提高患者和家属对服药必要性的认识，减少药物不良反应的发生或者在经济条件允许的情况下选择使用长效制剂或新一代药物，是解决患者药物治疗依从性差的有效措施。

一、常用精神药物

精神药物主要指作用于中枢神经系统，影响精神活动的药物，可分为两类：一类使正常精神活动变为异常，称为精神药物，也称致幻药；另一类使异常精神活动转为正常，称抗精神异常药物，包括抗精神病药、抗抑郁药、抗躁狂药和抗焦虑药等。

（一）抗精神病药物

抗精神病药是一组用于治疗精神分裂症及其他精神病性精神障碍的药物，主要用于治疗精神分裂症，控制精神病性症状，如幻觉、思维障碍、异常行为等。

1. 分类　一类是典型抗精神病药，按化学结构可分为吩噻嗪类、硫杂蒽类、丁酰苯类、二苯丁哌啶类、苯甲酰胺类等，这几类药物在结构上不同，但作用相似，代表药物有氯丙嗪、氟哌啶醇等。另一类是非典型抗精神病药，它们具有广泛的药理作用，其化学结构具有多样性，目前还没有公认的分类方案，通常包括氯氮平和一些新型药物，如利培酮、奥氮平、喹硫平、齐拉西酮等。

2. 临床应用

（1）适应证　主要用于治疗精神分裂症及其他具有精神病性症状的非器质性或器质性精神障碍。

（2）禁忌证　严重的心血管疾病、肝肾疾病以及各种原因引起的中枢神经系统抑制或昏迷、急性感染、高热时禁用，造血功能不良、甲状腺功能减退和肾上腺皮质功能减退、重症肌无力、闭角型青光眼和既往有同种药物过敏史者禁用，白细胞过低、妊娠期和哺乳期妇女、老年人、儿童等慎用。

3. 常见不良反应和处理

（1）神经系统不良反应　可表现为：①急性肌张力障碍：最早出现，表现为不自主的眼上翻、痉挛性斜颈、颈后倾、面部怪相和扭曲、吐舌、张口困难、角弓反张和脊柱侧弯等。经常到医院急诊就诊，服用抗精神病药物史常有助于医生确立诊断。处理方法：东莨莨碱 0.3mg 肌内注射可立即缓解。有时需减少药物剂量，加服抗胆碱能药物如盐酸苯海索（安坦）。②类帕金森综合征：最为常见，表现为运动缓慢或运动不能、静止性震颤及肌张力增高等三大特征。处理方法：如果患者病情稳定，可把一种经典抗精神病药更换为另外一种非经典抗精神病药；若不改变抗精神病药物，可以使用抗帕金森综合征的药，抗精神病药减少至最低有效剂量。③静坐不能：表现为无法控制的激越不安、不能静坐、反复走动或原地踏步，经常被误诊为药物剂量不足。处理方法：普萘洛尔 30～90mg/d 口服。④迟发性运动障碍：一般是出现在长期用药情况下。为慢性治疗中出现的异常不自主运动综合征，特征为颊 - 舌 - 咀嚼综合征，表现为吸吮、鼓腮、舔舌、躯干或四肢舞蹈样或指划样运动，可在服药、减药或停药时出现。其严重程度波动不定，患者情绪激动时上述症状加重、睡眠时症状暂时消失。处理方法：无可靠的治疗方法，一旦发生，往往难以恢复。迟发性运动障碍关键在于预防，使用最低有效剂量，出现症状应立即停药或换药。另外，抗胆碱能药物会促进和加重迟发性运动障碍，应避免使用。

（2）心血管系统不良反应　①体位性低血压：在突然改变体位（起床过快、由蹲位改为直立）时，出现头晕、眼花、心率加快、面色苍白、血压下降，可引起晕厥、摔伤和休克。常发生于低效价经典抗精神病药物治疗的患者，尤其是使用氯氮平、氯丙嗪和硫利达嗪者。大多发生于治疗初期，特别是注射给药时更易发生，因此，注射给药后嘱咐患者最少卧床休息半小时以上、起床或起立时动作宜缓慢。一旦发病，应立即将患者放平，取平卧位或头低位。反复出现者应考虑减量或停药；反应严重者应立即应用升压药，将去甲肾上腺素 1～2mg 加入 5% 葡萄糖溶液 250mL 中静脉滴注，禁用肾上腺素。②心脏毒性：多发生于药物治疗剂量较大时、老年人及患有心血管疾病者，一旦发生应减量或立即停药，并对症处理。

（3）体重增加　经典和非经典抗精神病药物均可引起体重增加，体重增加与食欲增加和活动减少有关。氯氮平和奥氮平等药物引起的体重增加最为常见和显著。用药前可告知患者此不良反应，告诫其应适当控制饮食和加强体育锻炼。用药期间需定期监测体重变化。若发生体重变化，可考虑换用齐拉西酮或阿立哌唑等体重增加较少的药物。

（4）粒细胞减少症　实验室检查发现白细胞减少，以氯氮平较多见，最初表现为骨髓抑制，进一步发展为粒细胞减少症。应用氯氮平、氯丙嗪等药物期间应常规定期监测血象，每两周一次，停药后继续监测几周。一旦发生白细胞计数低，应立即停药，使用抗生素预防和控制感染，同时使用促白细胞生成剂、输入新鲜血液等方法。

（二）抗抑郁药物

抗抑郁药物主要用于治疗各种抑郁状态和预防抑郁障碍反复发作。

1. 分类　目前临床常用的抗抑郁药物有三类：①三环类抗抑郁药（Tricyclic Antidepressants，TCAs）：三环类及在此基础上开发出来的杂环和四环类抗抑郁药物，如丙咪嗪、氯丙咪嗪、阿米替林、多塞平、马普替林等；②单胺氧化酶抑制（Monoamine Oxidase Inhibitors，MAOI~s~）：如吗氯贝胺是最早的抗抑郁药物，由于毒副作用只作为二线抗抑郁药，在其他药物无效时使用；③新型抗抑郁药：选择性5-羟色胺再摄取抑制剂（Selective Serotonin Reuptake Inhibitor（s），SSRI~s~），如氟西汀、帕罗西汀、舍曲林、氟伏沙明、西酞普兰等；其他具有神经递质作用的抗抑郁药，如文拉法辛、曲唑酮、安非他酮、瑞波西汀、米氮平、米色安林等。新型抗抑郁药由于毒副作用小、使用安全，均可作为一线抗抑郁药使用。

2. 临床应用

（1）适应证 主要用于各种抑郁症，也可用于恐惧症、焦虑症、强迫症、儿童遗尿症和注意缺陷多动综合征等的治疗。

（2）禁忌证 癫痫、严重心血管疾病、老年肠麻痹、青光眼和前列腺肥大等，孕妇和老人慎用。

3. 常见不良反应和处理

（1）抗胆碱能不良反应 是最常见的不良反应，初期剂量小时可见口干、便秘、视物模糊等，一般随着治疗的延续可以耐受，症状会逐渐减轻。少数症状严重者会出现肠麻痹、尿潴留及眼内压增高。处理方法：减少抗抑郁药物的剂量或更换药物，必要时加拟抗胆碱能药物以对抗副作用。

（2）心血管系统不良反应 是主要的不良反应，常见有窦性心动过速、体位性低血压、头晕等。严重者可引起心律失常或危险的Ⅱ度和Ⅲ度房室传导阻滞，心电图可见P-R间期延长、QT或QRS时间延长。因此，用药过程中应监测心电图。

（3）中枢神经系统不良反应 可有感觉异常如肢体麻木或针刺感、烦躁不安，肌肉颤动和癫痫发作等症状。

（4）其他不良反应 如过敏性皮炎、中毒性肝损害、体重增加、性功能障碍，偶见粒细胞减少或缺乏。突然停药可出现恶心、呕吐出汗和失眠等症状。

（三）抗躁狂药物

又称为心境稳定剂、情绪稳定剂，是治疗躁狂以及预防双相障碍的躁狂或抑郁发作的药物。

1. 分类 抗躁狂药物主要包括锂盐（碳酸锂）和某些抗癫痫药（丙戊酸盐、卡马西平、拉莫三嗪和加巴喷丁等）。此外，抗精神病药（如氯丙嗪、氟哌啶醇等）及苯二氮䓬类药物（如氯硝西泮、劳拉西泮等），对躁狂发作也有一定的疗效。

2. 临床应用

（1）适应证 锂盐主要用于躁狂症的治疗以及双相障碍的躁狂发作或抑郁发作的预防，是目前的首选药物。也可用于情感性精神病和精神分裂症的兴奋冲动和攻击行为。

（2）禁忌证　急慢性肾炎、肾功能不全、严重心血管疾病、重症肌无力者，妊娠3个月内者，低盐、限钠饮食患者，电解质紊乱、急性感染者等禁用锂盐。癫痫、糖尿病、甲状腺功能低下、帕金森病、神经性皮炎、老年性白内障患者慎用碳酸锂。

3. 不良反应与处理

（1）锂蓄积中毒　锂在肾脏与钠竞争重吸收，缺钠或肾脏疾病易导致体内锂的蓄积中毒。不良反应与血锂浓度有关，一般在用药后1～2周发生。服用锂盐的患者常饮淡盐水可以减少不良反应和预防锂蓄积中毒。锂盐的中毒剂量和治疗剂量接近，因此，有必要监测血锂浓度，根据血锂浓度调整用药剂量、确定有无中毒及中毒程度。根据不良反应出现的时间分为早期、后期及中毒先兆。①早期不良反应：疲乏、无力、嗜睡、手指震颤、厌食、上腹不适、恶心、呕吐、稀便、腹泻、多尿、口干等；②后期不良反应：持续多尿、烦渴、体重增加、甲状腺肿大、黏液性水肿、手指震颤，手指粗大震颤提示血锂浓度接近中毒；③锂盐中毒先兆及中毒处理：中毒先兆为频繁恶心、呕吐、腹泻、粗大震颤、抽动、呆滞、困倦、眩晕、构音不清和意识障碍等，需立即检测血锂浓度，当血锂超过1.4mmol/L时应减少锂盐用量。锂盐中毒时症状包括共济失调、肢体运动协调障碍、肌肉抽动、言语不清和意识模糊，甚至昏迷、死亡。出现中毒症状应立即停用锂盐治疗，给予大量生理盐水或高渗钠盐加速锂盐排泄，严重时立即进行人工血液透析。

（2）丙戊酸盐的不良反应　主要为胃肠道刺激症状、镇静、共济失调、震颤等。

（四）抗焦虑药物

抗焦虑药主要用于减轻焦虑、紧张、恐惧，稳定情绪，具有催眠镇静、松弛肌肉的作用。

1. 分类　
目前广泛使用的抗焦虑药物为苯二氮䓬类，如地西泮、劳拉西泮、氯硝西泮、阿普唑仑、咪达唑仑等。

2. 临床应用

（1）适应证：主要用于焦虑症、抑郁症、睡眠障碍、癫痫，也可用于恐惧症、酒精戒断症状、儿童遗尿症和注意缺陷多动综合征的治疗，手术前给药或短暂麻醉时使用有松弛肌肉的作用。

（2）禁忌证：严重的心血管疾病、肾病、药物过敏、药物依赖者，妊娠3个月内者，青光眼、重症肌无力、酒精及中枢抑制剂使用者等禁用。

3. 常见不良反应和处理　
治疗剂量时不良反应少见，主要有嗜睡、过度镇静、智力活动受影响等，偶见药疹。长期用药可产生药物依赖性，突然停药则产生戒断反应，宜逐步缓慢停药。

二、药物治疗过程中的护理程序

护理工作在精神科药物治疗前、治疗中和维持治疗期都起着非常重要的作用。

（一）护理评估

1. 健康状况，包括饮食、营养状况、排泄、睡眠、活动与自理情况、一般体检状况（生命体征、实验室及辅助检查结果）。

2. 患者用药后的反应，如精神症状改变情况及可能的药物不良反应。

3. 性与生殖功能，如性欲、性能力、生理状况（月经周期、孕期、停经）。

4. 心理状况，如患者对疾病的认识和态度，康复的信心，患病后精神、情绪及行为的改变。

5. 社会文化状况方面，包括人际关系、家庭结构、角色功能、社会和环境因素、社会支持系统等。

（二）护理诊断

1. **生活自理能力缺陷** 与精神障碍、药物不良反应有关。

2. **躯体活动障碍** 与运动不能、类帕金森综合征等药物不良反应有关。

3. **有自伤的危险** 与意识混乱、体位性低血压、步态改变、肢体僵硬等有关。

4. **遵医行为障碍/不合作** 与自知力缺乏或不能耐受药物不良反应的因素有关。

（三）护理目标

1. 缓解或控制患者的精神症状。

2. 预防和减少患者意外事件的发生。

3. 预防和减少患者服药后的不良反应。

4. 增强患者服药和接受治疗的依从性。

5. 恢复患者基本的生活自理能力和社会适应能力。

（四）护理措施

1. **建立良好的护患关系** 建立良好互信的护患关系可促进患者的合作和提高治疗的依从性。

2. **严格执行服药制度，保证药物治疗的效果** 发药前严格执行"三查七对"原则，坚持"送药到手、看服到口、咽下再走"的"三到"原则，严防患者藏药、吐药等不合作的行为发生。

3. **加强药物治疗中的基础护理**

（1）加强皮肤护理，保持面部、头发、四肢和皮肤的清洁、无异味，维持患者自尊；对于长期卧床患者应保持床单平整、洁净，注意定时改变体位、按摩受压部位皮肤，防止压疮发生。

（2）有吞咽困难不良反应的患者，护士在其进食时应防止噎食，必要时专人喂食、鼻饲或静脉补液等，以保证营养摄入。

（3）注意观察患者的睡眠情况，有无不睡、早醒、嗜睡，禁止患者蒙头睡觉以防止意外发生，做好患者的心理护理。

（4）对体位性低血压、运动不能的患者，护士应注意指导患者活动和起床时动作要缓慢，必要时给予协助以防止摔伤。

（5）卧床少动和老年患者易发生尿潴留、便秘，护士应鼓励其多进食粗纤维饮食和水果，督促、强化患者定时排便，必要时导尿、灌肠。

4. 健康教育

（1）坚持服药：护士主动向患者介绍药物服用及保管方法，以及常见药物不良反应的观察和处理方法，使患者了解用药的目的，从而主动配合治疗，不发生自行增减药物或停药现象。精神分裂症首次发病的服药时间一般为2年。

（2）定期复查：长期坚持接受医生咨询，定期复查，根据病情变化随时调整药物、及时进行心理疏导，有助于预防病情复发。

（3）建立良好的家庭支持系统：建立良好的家庭关系，维持和谐的家庭氛围，家庭成员了解患者的病情及相关服药知识，尊重、关心、爱护患者，有助于预防疾病复发。

（五）护理评价

1. 药物是否达到预期效果，药效是否达到家属的期望值。

2. 药物是否有不良反应，哪些不良反应患者能耐受，哪些不能耐受。

3. 患者出院后是否可以自行服药。

第二节　电痉挛治疗与护理

一、电痉挛治疗

电痉挛治疗又称电休克治疗（Electro-convulsive Therapy，ECT），是指在安全范围内使用短暂适量的电流通过大脑，引起患者意识丧失与痉挛发作以控制精神病症状的一种治疗方法。目前，有条件的地方已对传统的电痉挛治疗进行改良，我国一般称为改良电抽搐治疗（Modified Electro-convulsive Therapy，MECT），即在电痉挛治疗前加用静脉麻醉剂和肌肉松弛剂，使患者抽搐明显减轻和无恐惧感，避免骨折、关节脱位等并发症的发生。因其适用范围广、并发症少，更为安全，已作为一种标准的治疗方法。

（一）适应证

1. 重度抑郁症，尤其是有强烈自杀、自伤企图及行为者。

2. 急性躁狂、冲动伤人者。

3. 精神分裂症有明显自责自罪者，拒食、违拗及紧张性木僵者。

4. 药物治疗难以控制的精神病患者或不能耐受药物治疗者。

（二）禁忌证

MECT 无绝对禁忌证。尽管如此，有的疾病可增加治疗的危险性（即相对禁忌证），必须高度注意。

1. 急性的全身感染或体温在 37.5℃以上者。

2. 脑器质性疾病：中枢神经系统炎症和外伤、颅内占位性病变、脑血管疾病，尤其是脑肿瘤或脑动脉瘤畸形者。

3. 导致麻醉危险的疾病（如严重肝、肾、心血管、呼吸系统疾病等）。

4. 骨关节疾病，特别是新近发生者。

5. 有视网膜脱落的潜在危险疾病，如青光眼。

6. 60 岁以上老人、12 岁以下儿童、孕妇、产后 1 个月内者。

7. 身体极度虚弱者。

（三）并发症

1. **暂时性记忆丧失**　可逆性的记忆丧失，与治疗频率和电量成正比，不需要处理，大多在停止治疗后 1~3 个月恢复。

2. **骨折与脱臼**　骨折以 4~8 胸椎压缩性骨折多见，需立即处理。其次是胫骨、股骨等长骨的骨折。脱臼以下颌关节脱臼多见，发生后应立即复位。

3. **呼吸暂停**　全身强直性抽搐或抽搐发生后易发生呼吸暂停现象，此时应立即开放呼吸道，给予人工呼吸。

4. **其他**　治疗后恶心、呕吐、头晕、头痛等。有时也会出现意识模糊状态及记忆障碍，大多在短期内恢复。

二、电痉挛治疗的护理

（一）治疗前护理

1. 患者准备

（1）治疗前应进行仔细、严格的体格检查和必要的实验室检查，如心电图、脑电图、胸部 X 光与脊柱 X 光照片，以了解患者是否存在禁忌证。

（2）对已接受过 MECT 的患者，应详细检查其上次治疗的记录，以便根据痉挛发作长短和呼吸恢复情况确定通电量和时间。

（3）接受 MECT 的患者可以同时服用精神药物，但在治疗前需停服一次抗精神病药。应用利血平的患者须在停药 3~5 天后开始 MECT。

（4）做好患者的心理护理，向患者解释治疗的目的和意义；向家属仔细解释有关治疗的过程、效果和可能出现的并发症，并填写知情同意书。鼓励患者及家属表达对治疗的看法及感觉，并给予心里支持。也可以让以前接受过 MECT 的患者与其聊天，以解除或减轻患者及其家属的紧张恐惧情绪，争取主动配合治疗。

（5）治疗前一天，协助患者洗净头发，以免油垢影响通电效果。

（6）治疗前禁食禁饮 6 小时，嘱咐患者排空大、小便，穿宽松舒适衣物。取下活动性假牙、发卡和一切金属物品，解开领扣、衣带。

（7）治疗前应常规测量生命体征。当体温超过 38℃，脉搏在 130 次/分以上，血压超过 165/110mmHg，均不宜作此治疗。

2. 环境准备 治疗室应宽敞明亮、安静、整洁，布局合理，与休息室分开，无关人员不得进入。

3. 用物准备 治疗床、治疗仪、沙垫、盐水、导电冻胶、纱布、棉签、止血带、皮肤消毒剂、准备好麻醉所需的各种药品和急救器械（压舌板、开口器、舌钳、血压计、给氧设备、吸痰器、心电监护仪、简易人工呼吸机、注射器等）。

（二）治疗中护理

1. 患者仰卧于治疗台上，四肢自然伸直，在两肩胛间相当于胸椎中段处垫一沙垫，使头部过伸，脊柱前突。同时，告诉患者取该卧位的目的（防止肌肉突然收缩时引起胸椎压缩性骨折）。

2. 通电前 30 分钟按医嘱静脉注射阿托品 1mg，防止迷走神经过度兴奋，减少分泌物。

3. 遵医嘱静脉注射 2.5% 硫喷妥钠 9mL（约 5mg/kg），当患者角膜反射迟钝或消失、呼之不应、推之不动时停止推注硫喷妥钠。然后另推 0.9% 氯化钠注射液 2mL 以冲洗针头。

4. 在静脉注射硫喷妥钠 7.5mL（即为全量的 2/3）时给予吸氧。

5. 遵医嘱快速静脉注射（10s 注完）氯化琥珀酰胆碱 50mg（稀释到 3mL）。最佳的通电时机是患者全身肌肉松弛，自主呼吸停止时。

6. 在麻醉后期，将涂有导电冻胶的电极紧贴于患者头部两侧颞部或非优势半球侧颞部，局部接触要稳妥，以减小电阻。

7. 通电前停止供氧。为预防咬伤，护士应将缠有纱布的压舌板置于患者一侧上下臼齿间，用手紧托下颌防止下颌关节脱位。如为有抽搐，还需由 2 名助手协助固定患者双肩及两侧肘、髋、膝关节，以防抽搐引起骨折或脱位、肌肉损伤。

8. 当面部和四肢肢端抽搐即将结束时，用活瓣气囊供氧并作加压人工呼吸，约 5 分钟后患者自主呼吸可自行恢复。

（三）治疗后护理

1. 治疗结束后，应将患者安置在安静的室内休息。护士协助患者取侧卧位，利于唾液外流以预防吸入性肺炎的发生；同时，避免患者舌根后坠而造成气道堵塞、影响呼吸。

2. 专人守护，密切观察患者意识恢复情况。如果患者尚未恢复意识，兴奋、躁动不安，护士应陪伴患者直至完全清醒，必要时拉上床档、护栏，使用保护带等保护性措施，以防止意外或跌倒摔伤发生。

3. 治疗后至少间隔 15 分钟就应监测生命体征 1 次，当患者生命体征稳定后才能离开恢复区或者返回病房。如果出现面色苍白、口唇紫绀、呼吸困难、脉搏细弱等症状，应立即检查患者是否存在舌根后坠，用压舌板压迫后缩的舌根，使之向前。

4. 在患者完全清醒后鼓励其表达对治疗的感受，观察其情感状态和肢体活动情况，关节有无脱臼，牙齿有无脱落，口、唇、舌有无外伤，如果有问题应及时报告医生作相应处理。

5. 患者清醒后，护士提醒其服药和进食。若患者恶心、呕吐，则协助其取半坐卧位，头偏向一侧，严重者报告医生并给予对症处理。若患者入睡，则不可唤醒催促其进食，以避免噎食的发生。

6. 对于个别苏醒后有记忆减退、定向障碍的患者，护士要协助其料理个人生活，并告知记忆力是可以恢复的。

7. 严密观察，记录好患者电痉挛治疗前、中、后的反应。

第三节　心理治疗与心理护理

心理治疗又称为精神治疗，是治疗者应用有关心理学原则与方法，通过与患者密切沟通（如交谈）的特定方式，对其施加影响，以达到使患者从病态心理向正常心理转变的治疗方法。

专业的心理治疗和心理咨询在一定程度上互相重叠、相通，主要的目的、机制、理论源流甚至技术都大同小异，都是专业性的心理疏导、心理干预技术。《中华人民共和国精神卫生法》根据开展工作的场所、人员学术技术背景和资质，以及服务对象的不同，区分了二者。心理治疗是指受过专门训练的心理治疗师，应用某种心理学原则和技巧，以改善患者的症状，减轻或消除患者痛苦的治疗方法，心理治疗对象主要针对的是精神障碍诊断的临床患者，对病理心理现象进行矫正性的帮助。心理咨询是指在医疗机构以外的各种机构、组织、社区中对普通人（并非患者）开展的心理健康促进活动。服务对象主要是来自普通人群的咨询顾客，针对他们在工作、学习、生活、婚恋、家庭、人际关系等方面产生的困惑、冲突、压力、痛苦等问题，通过提供信息，支持、激发自助的信心，以解决较轻的情绪问题，帮助人们适应紧张的环境或做出困难的决定，是一种预防性、发展性、教育性的心理帮助。

一、心理治疗

（一）心理治疗的分类

1. 根据理论模式分类

（1）分析性心理治疗　该疗法是根据弗洛伊德的心理动力学理论创立的，他认为患者的心理障碍是由于压抑在"潜意识"中某些幼年时期所受的精神创伤所致，通过内省方式让患者焦虑的情绪得到发泄，并对患者提供的谈话内容进行分析解释，使其领悟从而改变原行为模式达到治疗目的。

（2）认知性心理疗法　该疗法的原理认为凡是情绪或行为反应，均与认知有关。适应不良行为和情绪障碍被认为是不良认知的结果，所以治疗的重点是修正患者的认知。

（3）行为性心理治疗　该疗法的基本原理是根据学习心理学，认为人类的行为乃至思维模式是通过后天学习以及接受环境中的各种信息反复刺激的结果，因此对个体的行为给予适当的奖赏或处罚，便可操纵其行为。该疗法常用方法有系统脱敏疗法、冲击疗法、厌恶疗法、阳性强化疗法等。

（4）支持性心理治疗　该疗法主要运用治疗者和患者之间建立的良好关系，积极地应用治疗者的权威、知识和关心来支持患者，使患者发挥潜能，处理所面临的问题，度过心理危机。

（5）人际性心理治疗　该疗法主要强调人际关系和社会因素在抑郁或焦虑障碍患者中的作用，阻断和遏制负性情绪发生与人际关系低下之间的恶性循环，从而达到缓解症状和提高预后的目的。其质量方式强调注重目前的情况，利用实际的练习和操作来改善患者的人际交往能力，适用于门诊轻度、中度的抑郁或焦虑患者。

2. 根据治疗对象多少分类

（1）个别心理治疗　是以单独的患者为对象的心理治疗。大多采取心理治疗师和来访者一对一的形式治疗。

（2）家庭治疗　是以家庭为单位进行的心理治疗。该疗法主要是以核心家庭为干预目标，家庭所有成员在现实家庭关系背景下共同接受治疗。心理治疗师通过观察家庭成员之间的沟通、互动形态及权利关系，并运用治疗性的沟通技巧，带领家庭成员面对真正的核心问题，解决患者与家属的心理障碍。

（3）集体治疗　是以许多有共同心理问题的来访者，或对某一疗法有共同适应证的不同疾病患者为心理治疗对象，在同一时间、地点，由 1～2 名心理治疗师利用人际互动对多名来访者进行心理治疗，以达到消除病态、促进健康的目的。

3. 根据实施的时间分类

（1）长期心理治疗　指治疗时间较长，一般超过两三个月，甚至一两年。

（2）限期心理治疗　指在治疗开始时，治疗者和来访者建立一个共同的治疗次数和期限，双方在此约定的时间内，共同努力去实现治疗目标。

（3）短期心理治疗　指尽量在短期内完成的心理治疗。

4. 根据患者意识范围分类

（1）催眠治疗　指患者处于意识极度狭窄的状态下，患者接受并在治疗师的言语指导下，将意识中已经遗忘的创伤性经历回忆起来。

（2）觉醒治疗　是心理治疗中最常采用的治疗方法。指患者的意识处于清醒状态，在治疗师的信息指引下，患者自觉地进行积极性思考，有意识的调整自己的情绪。

（二）心理治疗的原则

1. 接受性原则　接受性原则是指对所有的求助者都一视同仁，无论其年龄的大小、地位的高低、疾病的轻重，初诊还是复诊，让患者感受到你是值得信任的，才能接受心理治疗。

2. 支持性原则　支持性原则是指在充分了解患者心理疾病的原因后，治疗师给予其精神上的鼓励和支持。要让患者感到你所提供的支持方式是有充分科学依据的，逐步帮助患者建立起治疗疾病的信心。

3. 成长性原则　该原则是发现来访者存在人格不够成熟、不够完善等有关的心理问题或心理障碍，帮助来访者反省、发现自己在人格上的不完善、不成熟的方面，并指导来访者经过坚持不懈的努力来解决这些人格上的问题，最终达到人格完善、心理健康成长与发展的治疗目标。

4. 保密性原则　患者的姓名、年龄、职业、病情等个人信息在治疗过程中进行严格保密是治疗师所应遵循的基本职业道德，也是心理治疗所必需的，在治疗的开始和结束时都应该向患者说明，这样可取得患者的信任，维护良好、和谐的医患关系，获得有关病情的可靠信息。

（三）心理治疗的过程

1. 心理诊断

（1）建立良好的护患关系是心理治疗的基础。

（2）全面收集与患者问题有关的资料，分析患者面临的主要问题，进行心理测量。

（3）对患者的心理问题及其原因进行确认及诊断。

（4）在此基础上，与患者共同制定心理治疗的目标。

2. 分析和解决问题

这是治疗中的重要阶段，直接决定着治疗的效果。在这一阶段采用何种方法，使患者产生何种变化，完全与患者及其所面对的问题有关。根据患者问题采取各种治疗技术，通过给患者必要的支持、理解、解释和反馈，来改变患者的错误认知、不良态度和非适应性行为。

3. 结束阶段

心理治疗实施一段时间、取得满意的治疗效果后，随即应进入结尾阶段，并进行心理治疗的效果评估。

（1）患者的自我评估。

（2）家属对患者改善状况的评定。

（3）患者治疗前后心理测量结果的比较。

（4）护士的评定

最后，帮助患者举一反三，学习应用治疗经验；确定患者随访时间，对患者可能出现的问题和应采取的措施达成共识。

（四）心理治疗过程中的护理

1. 治疗前的护理

（1）环境准备　治疗室应安静、整洁，避免他人干扰，一般内设沙发、躺椅、茶几、衣帽架、鲜花或绿植，尽量让人感觉亲切、舒适、愉悦。根据患者特点，播放轻音乐、提供茶水或点心以及有关心理卫生宣传资料等，使患者感觉温馨、亲切，利于放松身心、解除思想顾虑、接受治疗。

（2）治疗背景材料准备　了解患者职业、家庭、主要个性特点、心理问题、是否有治疗的动机等；评估患者存在的症状是否适合参加心理治疗等，与患者接触并建立良好的治疗关系。

（3）护士准备　与患者约定提前30分钟到达治疗室，护士态度亲切、和蔼，用同情、关怀的语气与患者交谈，使其产生信任感并逐渐放松、休息，做好必要的记录和治疗准备。同时，根据患者的个人情况做好相应的健康指导，鼓励患者积极配合医生，改变不良行为方式或走出心理误区。

2. 治疗中的护理

心理治疗一般在无第三人打扰的环境中进行。护士在治疗过程中要积极做好治疗师的助手，做到保持环境安静，细心收集和记录患者资料，提供患者需要的服务和帮助，必要时充当某些特殊治疗如催眠治疗的见证人。

3. 治疗后的护理

结束治疗后，护士要陪同患者离开治疗室，询问患者有哪些诉求，并预约好下一次的治疗时间。对个别疗效不满意的患者应耐心听取意见，仔细分析原因，及时将信息反馈给治疗师，并共同商讨妥当的解决办法。

二、心理护理

1. 心理护理的特点

（1）广泛性　心理护理的范围很广，护士与患者接触的各个阶段，任何护理操作，都包含着心理护理内容。

（2）复杂性　心理护理是复杂的影响过程，其目的是让患者在认知、情感、行为上发生变化。

（3）个体性　患者因个体差异而表现各异，心理护理是在观察疾病发展特点的基础上，了解患者疾病发展中所表现的认知、情绪、行为反应，有针对性的制订护理措施。

（4）心身统一性与心理能动性　从因果关系看，躯体疾病的出现可使个体产生不同的心理现象，反之，心理因素也可引起躯体疾病的发生，二者关系密切，相互影响。

2. 心理护理的目的

心理护理的目的是帮助患者缓解对疾病的紧张、焦虑情绪，树立战胜疾病的信心，协助其构建良好的人际关系，更好地适应社会角色和生活环境。

3. 心理护理的主要实施形式

（1）个性化心理护理与共性化心理护理　个性化心理护理是针对患者的个性，了解患者在疾病过程中表现的不良心理状态，采取因人而异的有效对策；共性化心理护理是护士归纳和掌握同类患者心理问题的规律，对其潜在的或已存在的心理问题作预防性评估和干预，避免出现严重的心理问题。

（2）无意识心理护理与有意识心理护理　无意识心理护理是整个疾病护理过程中，护士的一切操作和言谈举止都可能对患者心理活动产生影响，因此，护士应尽可能的注意言行举止对患者产生的积极作用。有意识心理护理是指护士自觉地运用心理学理论和技术，通过相应的行为和语言，如有根据的保证、合理的解释、有益的暗示等，实现对患者的心理支持、心理调控，达到心理护理的目标。

4. 心理护理的原则

（1）交往原则　心理护理是在护士和患者的交往过程中实现的，通过交往可以协调关系，增进感情，满足需要，有利于医疗护理工作的顺利进行。

（2）启迪性原则　心理护理时护士应用医学及医学心理学知识逐渐改变患者的认知水平，消除其对疾病的错误观念，主动配合治疗。

（3）针对性原则　针对性原则指护士应当根据每个患者在疾病的不同阶段所出现的不同心理问题，因人而异，有针对性的采取各种对策。

（4）自我护理的原则　自我护理包括自我诊断、维持健康、自我预防、参加保健、自我用药等，护士应启发、帮助和指导患者尽可能的进行自我护理。

5. 住院精神障碍患者的心理护理

多数精神障碍患者在入院前对自身的病情没有正确的认知，护士应根据其病情特点，制订合适的接触方法，不要与其争辩是否有病。住院期间经常深入接触患者，了解其心理活动和病情的动态变化，不同情况采取不同的心理护理方法，如对罪恶妄想、消极观念和嫉妒妄想者要加强心理疏导；对夸大妄想者不争辩；对具有钟情妄想者要举止稳重，保持一定的严肃性；对严重兴奋躁动者应迅速组织人力将患者隔离保护，同时要向患者解释说明，隔离保护的目的是为了他的安全等。出院前帮助患者制订合理的康复计划，做好家属、工作单位有关人员及社区的健康教育，接纳患者，使他们协助患者进行维持治疗，使患者获得家庭和社会的支持，逐步适应并最终回归社会和家庭。

第四节　工娱与康复治疗及护理

一、工娱治疗与护理

工娱治疗，包括工作治疗（又名职业治疗、工作治疗、劳动治疗）和娱乐治疗（文娱体育治疗），是指通过安排患者参加某些工作、劳动、娱乐和文体活动，以丰富和调节患者的住院生活，缓解精神症状，改善交往能力，促使疾病康复，防止精神衰退，提高适应外界环境能力的治疗方法，是恢复期或慢性期精神障碍患者一种重要的辅助治疗。目前，这种疗法除在各地精神病医院内广泛开展以外，在院外的精神障碍防治工作中，也已经成为一项有效的防治措施。

（一）工作治疗

指组织患者参加劳动和工作，使其在得到体力锻炼的同时，培养劳动技能，提高社会适应能力，促进疾病康复。

1. 室内活动　如缝纫、十字绣、插花、钩针等工作；绘画、书法、剪纸、折纸等艺术性工作，以及烹饪食物、打扫卫生等。

2. 室外活动　如打太极拳、种植花草、驯养小动物等操作性劳动。

一般性劳动，主要用于慢性衰退性患者，操作要简单易行，如打扫卫生，生活自理能力训练等。应由护士耐心做指导示范，以便不断提高病人的劳动能力和自理能力。

（二）娱乐治疗

指组织患者参加某些体育活动和文娱活动，转移其对自身症状的过分关注，缓解其紧张、恐惧、焦虑不安的情绪，激发出患者对生活的热爱，逐步培养患者的自信心和自尊感，有利于全面康复，最终达到帮助患者恢复社会功能、重返家庭和社会的目的。

1. 体育活动：主要有散步、做广播体操、打篮球、打乒乓球、跳绳、集体游戏等活动。

2. 文娱活动：主要有阅读报刊、杂志，欣赏音乐、戏剧，看电影、电视，跳舞，打牌，下棋等活动。

3. 参加工娱治疗活动应根据患者的病情、身体状况和兴趣爱好选择适当的活动项目。如慢性精神分裂症患者多表现为衰退、行为退缩，应尽量引导他们参加集体性的工作和劳动；躁狂患者多表现为兴奋、活跃，可安排其进行室外操作性工作以释放多余的精力；抑郁症患者应安排其欣赏欢乐、明快的音乐，组织其阅读充满希望的励志类书籍。

（三）工娱治疗适应证

适用于各种恢复期或慢性期精神障碍患者。

（四）工娱治疗的组织与方法

1. 一般性的工娱治疗活动 组织患者散步、绘画、看书、游戏等以转移对自身症状的关注。

2. 社会交往技能的训练 社会交往技能的训练通常采用角色扮演、小组活动等训练患者与人交谈的技巧，提高患者言语与非言语的表达能力，防止其因精神疾病导致社交能力下降。

3. 生活行为的康复训练 生活行为的康复训练是通过模拟实地练习和家庭训练，让患者学习个人卫生料理、日常生活技巧、家务劳动（做饭、打扫卫生、购物）、仪容仪表的修饰等。

4. 学习行为的训练 组织患者看书、读报纸、看电视、看杂志，及时了解国际国内大事和要闻；经常举办有关精神病医学知识讲座，交流彼此的康复经验；学习医院和病区有关的规章制度，配合医院和病区有关工作和活动的开展，力争不让患者脱离社会。

5. 职业技能的训练 技能训练一般包括训练日常生活、学习修饰个人仪表、集中注意力解决问题、改善人际交往及人际关系、提高学习和工作能力等。通过一些职业技能训练，使患者培养劳动习惯，并具备一定的工作能力，为患者回归社会做好准备。

工娱治疗实际上是社会康复手段，可以帮助患者克服生活散漫和不良卫生习惯，培养患者的劳动技能，集体的工娱治疗可以培养患者的人际交往能力，保持患者和周围环境的关系，增强适应环境的能力。患者置身于各种健康活动中，可转移病态注意力，减少幻觉、妄想等症状的不良影响，减轻病态体验，同时可以缓解患者的恐惧、紧张和焦虑情绪，提高患者战胜疾病的信心，促进患者早日康复，回归社会。

（五）工娱治疗的护理

1. 在工娱治疗活动中，应根据病情，因人而异，选择不同的项目，以便患者发挥各自的特长与爱好。

2. 护士应注意观察患者的精神状态变化，评估患者康复训练的实际情况；认真清点和管理好各种物品、器材和危险物品如刀、剪子、针等利器，每次活动结束，应清点工具的数目，防止病人伤人或自伤；集体工娱活动时，应随时注意病人的动向，如要中途离开时应予以陪伴；住院病人参加工娱治疗时，应做好交接工作，认真清点人数，以防病人走失；组织郊外活动时，应经主治医师开医嘱，禁止有自杀、外走等倾向的病人参加，并组织好病人，编成小组，严格按外出活动护理常规实施。

3. 尊重患者，给予心理上支持。工娱治疗的最终目标是使患者回归家庭和社会，为了达到这一目标，护士要具备高度的热心和耐心，对待患者多鼓励少批评，注意不要操之过急，从简单到复杂，先易后难，从家务劳动过渡到社会工作，直至恢复原来的工作能力。

二、康复治疗与护理

（一）康复治疗的概念

精神障碍的康复治疗是指通过对精神障碍患者进行生活、职业、学习等技能的反复训练，以恢复或减轻疾病对患者心理社会功能的损害，从而尽量提高其生活技能，减轻精神残疾，重新回归家庭和社会的一种治疗方法。

精神障碍康复的三大基本原则：功能训练、全面康复、回归社会。功能训练是指利用各种康复的方法和手段，对精神障碍患者进行各种功能活动的训练，包括心理活动、躯体活动、语言交流、日常生活、职业活动和社会活动等方面能力的训练；全面康复是康复的准则和方针，使患者在生理、心理、社会活动和职业方面都得到全面、整体的康复；而回归社会则是康复的目标和方向。

（二）康复治疗的主要任务

1. 生活技能训练和社会心理功能康复 目的是帮助精神障碍患者能够重新回归社会，主要内容是训练生活、学习和工作方面的行为技能，包括独立生活的自理能力、基本的工作能力、人际沟通能力、解决问题的能力、应对突发事件的能力等。

2. 药物治疗的自我管理技能训练 包括让患者了解药物对于治疗和预防精神疾病复发的重要性，从而提高对药物治疗的依从性，能够主动、自觉接受药物治疗；学习常用精神药物的相关知识，对药物的作用、不良反应等有所了解，学会识别常见的药物副作用，并能进行相应的处理。

3. 学习求助医生的技能 能够在病情出现复发迹象、需要医生帮助时，主动、及时地向医生救助，能有效描述自己的精神症状和存在的心理问题，得到医生及时、正确的处置。

（三）康复治疗的方法

1. 生活行为的技能训练 其目的是通过训练住院患者适应生活环境的行为技能，促使其保持日常生活、娱乐及社交所需要的行为技能和能力。包括：

（1）生活自理能力训练　这类训练主要是针对长期住院、精神衰退的精神障碍患者，他们往往仪表不整、生活懒散、行为退缩、情感淡漠、活动减少、不能照护自己，因此，要重点培养其洗漱、穿衣、饮食、排便等活动能力，坚持每日数次手把手督促教育。大多通过2~3周的训练，可使患者学会料理个人生活。

（2）社会交往能力训练　由于长期住院，与社会交流减少，精神障碍患者的社交能力直线下降。对这类患者主要是鼓励其通过语言、书信等方式表达自己的愿望，学习在不同场合的社交礼仪。鼓励患者经常与家人保持情感上的联系，如一些医院在病区内安装磁卡电话，通过电话可以保持患者与外界的交流和及时了解外部信息等。

（3）文体娱乐活动训练　这类训练的重点是引导患者参与群体性活动，扩大社交面，从而促进身心健康、提高生活情趣。训练内容包括一般性娱乐与观赏活动，如欣赏音乐、看电视、观看演出等；带有学习和竞技目的的参与性活动，如歌咏、舞蹈、体操、球类、书画等。可以根据患者的病情、兴趣、受教育程度、身体情况等来安排。

2. 学习行为的技能训练　即"教育疗法"，其目的主要是帮助长期住院的患者学会妥善处理和应对各种实际问题。

学习内容宜选用趣味性强、患者乐于接受的题材，通常采用两种方法进行：

（1）教学活动　在住院期间较普遍地进行各类教育性活动，近似于课堂教学，每次学习时间一般不超过1小时，由医务人员讲课和患者小组讨论等方式进行。如时事教育，包括组织患者读报、看新闻以了解国际国内大事；常识教育，包括学习医院有关规章制度，让其不脱离社会；科普知识教育，包括举办精神疾病相关知识讲座、交流康复经验等。通过教育，逐渐提高患者的常识水平、培养其学习新知识的习惯。

（2）康复训练　选择性地集中不同病情状态的患者进行训练，如对衰退患者，可以传授一些基本文化知识、简单的书法和绘画练习等。

3. 就业行为的技能训练　又称"工疗"，主要是根据医院条件及患者自身特点，积极组织患者参加适合的简易工艺制作，如绑拖把、绣十字绣、糊纸盒等。在劳动过程中，可转变患者脱离现实的病态状况，赋予患者重返社会的自信，增强求职技能，减轻家庭及社会负担。

（三）康复治疗的护理

康复治疗的护理必须有患者和患者家属、朋友、社会人士以及医务人员的密切配合，护士在患者康复中承担着重要的角色。

1. 为不同康复阶段的精神障碍患者提供护理。在第一次会见患者时，应对患者精神状况、身体、智能、社交能力进行详尽评估，准确诊断并给予适当的康复计划。

2. 采取各种方式协助患者预防疾病的复发。根据患者的性格特点、兴趣爱好、能力等，选择和提供合适的康复活动满足患者的康复需求：①担任康复活动的训练者和指导者，介绍患者参与康复项目，待结束后继续提供连续性的服务；②积极发掘患者的优点，鼓励患者坚持以达到康复的终极目标；③掌握新知识以及可以使用的社会资源，最大程度地为患者争取应有的权益；④积极联系社区，确保患者有足够的社区资源，同时对患者家属进行有关患者康复的教育和指导，确保患者有强大的家庭支持系统。

应重点说明的是，只有在经过精心治疗、患者的精神症状得到较好控制的前提下，工娱治疗和康复治疗等各种措施才有可能得以顺利实施。因此，对精神障碍患者应进行全程的躯体、心理、康复三位一体的综合性治疗。

第五节　精神障碍的社区护理和家庭护理

一、精神障碍的社区护理

社区精神医学是在社区的层面上实施和研究精神疾病的预防、治疗及康复的一门学科。它以社区为服务单元，以社区居民为工作对象，开展对精神疾病的预防、治疗、康复及社会统筹安排和管理。

（一）社区精神卫生服务的发展与现状

社区精神卫生服务是在 20 世纪 50 年代发展起来的，经过几十年的发展，世界各国的社区精神病学发展相当迅速，已经成为当代精神病学的重要发展方向之一。最显著的成效就是发展了社区医疗，减少了精神疾病患者的住院率。由于英国社区精神卫生医疗的开展，其精神科床位数从 1964 年的 15.2 万张降低到 1981 年的 7.6 万张，精神疾病患者住院时长大幅度缩短，众多康复服务机构的建立，使更多的精神障碍患者重新回归家庭和社会之中。

1985 年，我国召开全国第一次精神病防治工作会议，首次提出了"积极防治，就地管理，重点收拾，开放治疗"的工作方针，把社区精神卫生服务列为工作重点之一。20 世纪 70 年代，部分地区建立起了三级精神病防治网，成立了一些社区精神病防治机构。1992 年，国家卫生、民政、公安部及中国残疾人联合会联合颁布了全国精神病社区防治康复工作"八五"实施方案，率先在 64 个市、县试点区开展，覆盖近 7000 万人口，取得显著效果。2010 年，我国建成全面覆盖的社区卫生服务体系。这些举措进一步促进和推动了我国社区精神卫生工作的蓬勃发展。2013 年 5 月 1 日，《中华人民共和国精神卫生法》正式实施，规范了社区精神卫生服务的内容，明确了医护人员的职责。一些大城市如上海、北京，在建立、健全精神卫生三级防治网的基础上，积极开展了心理保健知识教育、心理咨询服务，对社区内慢性精神疾病患者及康复期精神疾病患者提供治疗、管理、预防复发及康复的全方位服务，大大推动了我国社区精神疾病防治工作的发展。

调查显示，超过半数以上的精神疾病家属希望开展社区及家庭护理，主要诉求集中在电话随访、日间康复训练、社区医疗护理服务及上门访视四个方面。社区精神科护士正好具备这四方面的能力，这就有可能使社区护士、社区精神科护士成为未来社区精神疾病防治这个舞台的主角。

（二）开展社区精神卫生服务的要求

1. 多方面的服务 社区精神卫生工作不仅局限于对个体的早期诊治与康复，更重要的是要面向全体社区居民，促进群体的精神卫生水平，减少精神疾病的诱发因素，为社区群众提供精神卫生教育、咨询、诊治及预防等服务，所以政府机构要制定有关精神疾病防治和精神卫生促进方面的全国性和地方性政策、法规和制度，首先要确保对精神疾病患者的治疗和保护，其次要采取多种可行的实际措施来促进精神卫生，减少精神疾病及精神卫生问题的发生。

2. 多部门合作，多学科、多方位人员共同参与 由卫生、民政、公安、残联及其他有关部门的通力合作，精神科医生、护士、社会工作者、心理学工作者和政府官员、企业家、社会名流的参与以及社区内全体居民的积极响应，才能确保社区精神卫生工作的顺利开展，从而提高社区居民整体的精神卫生水平。

3. 良好的可行性 社区精神卫生服务工作通常在社区卫生行政部门的管理与组织下进行实施，所制定的计划应符合社区的实际需求，工作方案应有系统的程序与整体、严谨的思路。

（三）社区精神卫生护理的工作范畴

精神级别社区防治的最高目标是预防精神疾病的发生。近年来，各社区有关家庭干预、家庭健康教育、家庭病床等以家庭为服务单元的防治、护理研究及经验不断充实和丰富着社区护理工作的内容。精神疾病的预防包括三个层次：一级预防（病因学预防）；二级预防（发病前期及临床期）；三级预防（临床预防恶化期）。

1. 一级预防 为病因学预防，在于预防危险因素，防止疾病发生，是在发病前采取的措施。护理对象为心理健康者，即精神障碍及心理问题发生前的人群。护理目标是预防精神障碍、心理障碍或精神疾病的发生。此级预防中社区护士的服务范围是：健康教育、心理咨询、增进精神健康的工作、特殊预防工作。

2. 二级预防 又称临床前期预防，此期是精神健康危害发生期，即发病期患者的早发现、早诊断、早治疗，或需要紧急照顾的急性期和危重患者，防止疾病进一步发展。护理服务对象是精神健康危害发生前及发病早期的患者，此级预防中社区护士的服务范围是：定期对社区居民进行精神健康的检查、重点照顾护理精神疾病人群及其家庭成员。

3. 三级预防 是患病后期的危机干预，是特殊治疗，是防止恶化、防止残疾出现的长期照护，是对精神疾病患者的连续性护理活动。护理对象是精神障碍发生后期、慢性期或康复期患者。护理目标是帮助患者最大限度地恢复社会功能，指导患者正确对待自身所患疾病，协助患者减轻痛苦，提高生命质量。此级预防中社区护士的服务范围是：防止残疾、康复护理、调整环境、巩固治疗防止疾病恶化、做好管理工作。

（四）社区精神卫生护理工作的要求和内容

社区护士除要具备扎实的专业护理技能外，还要有崇高的职业道德和爱岗敬业精神，指导患者正确用药；具备敏锐、细致的观察能力，观察患者用药后的直接和间接反应；掌握精神疾病的各种治疗方法和技巧以及常用的几种心理治疗方法，能够给予急慢性精神障碍患者直接的处置和治疗性服务、用药指导等；能够对社区精神卫生护理工作进行组织、计划、实施、研究和改进。

1. 预防精神残疾的发生　精神疾病往往存在一定程度的社会功能受损，病程迁延；有时受精神症状的控制，会出现社会退缩、与人脱离、自残身体等，最终导致精神残疾，严重影响社会功能。社区护理的重要目标之一就是防止患者衰退、出现精神残疾。

2. 进行精神残疾障碍的普查　社区护理工作中应首先了解应面对的精神卫生状况，了解接收护理的人群中哪些是重点护理对象，并相应地了解影响精神残疾与精神障碍的相关因素，以便于早期干预。

3. 精神疾病康复训练　精神病患者随着病情发展，懒散、封闭、孤僻等症状逐渐加重，对其个人的生活、工作、学习等造成很大的损害。社区护士应对其进行康复训练，包括健康教育、基本生活技能训练、服药训练、体能训练、社交技能训练、职业技能训练等，慢慢培养精神障碍患者已经降低或丧失的生活自理能力、情感交流能力、语言表达能力、人际交往与沟通能力等，最终达到恢复功能、重返社会的目的。

4. 精神卫生教育康复　向广大社区群众进行社区精神卫生科普知识教育，教会他们识别精神病的早期症状，做到对精神疾病早发现、早诊断、早治疗；教会他们正确对待精神病患者，不惧怕、不歧视。使群众能够接纳患者参加社会活动；使群众了解精神疾病常规的药物治疗和心理治疗方法，协助家庭和患者搞好社区康复，从而增强全民的精神卫生意识，为精神疾病的社区康复创造一个良好、和美的环境，最终，使人人都拥有健康。

5. 精神疾病职业康复　应用多种形式让患者独立经营小商店、流动书报摊等多种职业康复项目等，进行较简单易做的贴信封、糊纸盒等活动，打扫卫生，让患者进行职业劳动。

6. 精神疾病社会康复　精神病患者的社会交往能力常常因为脱离社会活动而削弱，慢性患者甚至严重削弱以致丧失，而该能力对参与社会活动起重要作用，应尽可能促使其恢复。目前，对慢性精神病患者已逐渐采取社会交往技能训练，来改善其应对应激情况的能力，提高社会适应能力。

7. 精神障碍患者独立生活指导 主要是对病程较长的慢性衰退患者，他们活动减少、生活懒散、不修边幅，甚至个人生活都不能完全自理。具体措施是重点培训个人卫生、洗漱、进食、穿衣戴帽、如厕等活动。坚持每天不厌其烦地手把手督导和训练，同时结合奖励机制。

二、精神障碍的家庭护理

(一) 家庭护理的概念和意义

家庭护理是把家庭看成一个整体，在特殊环境中进行心理治疗及护理，借助家庭内沟通与互动方式的改变，以护理人员为主体，指导患者家属对患者的护理，协助患者更好地适应其生存空间。

精神疾病患者家庭护理的目的是向社区的精神疾病患者提供整体的护理，帮助患者减轻从医院返回家庭的困难，巩固治疗效果，防止疾病复发，恢复社会功能，提高生活质量。家庭护理是与住院和门诊均有联系的治疗模式，它能维持持续性的医疗服务，减少疾病的反复和促进患者的康复，并且家庭是患者支持系统最主要的来源之一，和谐、稳定、友爱的家庭气氛是精神疾病患者康复的基础，家庭成员的心理素质状况、护理技巧是提供良好支持的重要保证和条件。随着生物－心理－社会医学模式的转变，精神疾病患者的家庭护理显得尤为重要。

1. 家庭能够提供适合患者病情需要的生活环境，使患者从医院返回家中的过程顺利。

2. 家属了解精神疾病的相关知识，能够识别疾病的重大变化。

3. 在医护人员的指导下，家属能协同患者共同制定合理的作息、治疗及康复计划，并能督促实施。

4. 家属掌握药物治疗的相关知识、注意事项，能够及时、准确地判断药物治疗过程中的不良反应并给予相应处理。

5. 患者能够进行情感交流，能与社会保持较密切的联系，能够减少其对家属的依赖，减轻退缩行为，能够延缓或控制精神衰退，最终逐步回归社会。

6. 患者精神症状维持稳定，在家庭中逐渐恢复自我照顾的能力。

(二) 家庭护理的措施

1. 一般护理 护士要与患者及家属建立良好、密切的护患关系，定期随访、指导；定期评估家庭护理的效果，及时与患者及家属制定或修改康复计划；督促康复和治疗的实施；定期进行家庭精神卫生的健康教育，普及精神疾病的防病知识，提高患者家庭支持系统的效应。

2. 日常生活护理 包括患者的个人卫生、饮食、睡眠、安全管理方面的护理。

3. 观察病情动态

（1）情绪变化　最常见的有激惹、兴奋、焦虑、抑郁等，特别是应定期评估抑郁症状，必要时及时就医。

（2）睡眠规律的变化　高度警惕患者睡眠规律的变化，睡眠质量下降，常常预示着疾病的复发。

（3）自知力的变化　自知力恢复是判断精神疾病痊愈的重要标志之一。自知力下降，常是精神病复发的征兆。患者主动配合治疗的程度可作为观察自制力的指标之一。

（4）精神症状复现　患者出现以往发病时的妄想、幻觉、言行异常等精神症状，一旦发现，应及时到医院复诊。

（5）整体功能下降　患者诉说头痛、头昏、注意力不集中、记忆力衰退；懒散、被动、不讲究卫生，休息无规律等，应判断是衰退的先兆。

（6）安全防范　患者的行为往往存在一定的安全隐患，因此必须时刻做好安全护理，严防自伤或伤人行为的发生，病情严重时立刻重返医院进行治疗。

4. 维持用药的护理
向家属和患者讲解药物的作用与不良反应以及维持用药的重要性，提高患者服药的依从性。安排家属对药品进行妥善保管，特别是要防止患者一次性吞服大量药物，造成意外和严重后果。对不合作的患者，要指导家属掌握确保患者服药的方法。密切观察药物、疗效及不良反应，并做相应处理，必要时及时到医院复诊。下列情况下可在医生指导下停药：①经过系统治疗，病情完全恢复正常，且维持用药已经达规定时限，病情无波动，可考虑停药；②儿童精神病患者原则上维持用药应尽可能短些，但停药应慎重；③妊娠前3月或哺乳期应考虑停药，因为某些药物具有致畸作用，但病情不稳定或有复发先兆者，应终止妊娠或停止哺乳；④出现严重药物反应者应考虑停药或换药。

5. 心理护理
帮助患者及家属正确认识精神疾病，化解患者的心理冲突；循序渐进、耐心帮助和启发患者，增强治疗疾病和康复的信心；鼓励患者增加与社会的接触、交往，积极主动地融入正常社会人群中去，参加一些力所能及的劳动。指导患者正确应对学习和工作带来的压力，支持、安慰、帮助患者，使其调整心态、控制情绪、重建社交能力、延缓精神衰退。

6. 健康教育
家庭护理的实施需要护士和家庭成员的共同参与，因此，加强对患者和患者家属的心理教育和训练显得尤其重要。健康教育内容可以多样、灵活、机动：①为患者及家属举办讲座或培训，帮助他们学习精神卫生知识，了解有关精神疾病特征、常见症状、治疗用药及用药期间的注意事项；②定期举办座谈会，彼此间交流经验、感受，共同探讨有效的家庭护理措施；③告知患者及家属沟通的重要性，家属应对患者尊重、耐心、和蔼，信任患者，使患者感受到亲密和安全，利于患者社会功能的恢复。

知 识 链 接

精神障碍越早接受治疗，治愈几率就会越高。精神分裂症首次发病需在医生指导下用药2年，经过系统治疗后，患者完全恢复正常，且维持用药已经达到规定时限，病情无波动，可考虑停药。大多数的精神障碍患者只要治疗得当，给予全面的护理，就能使病情稳定，回归家庭和社会。

复习思考

1. 精神分裂症急性期最好的治疗方法是（　　）

    A. 心理治疗　　　　　　B. 抗精神病药物治疗　　　　C. 心理治疗和药物治疗

    D. 工娱治疗　　　　　　E. 康复治疗

2. 治疗慢性精神分裂症首选（　　）

    A. 氟西汀　　　　　　　B. 碳酸锂　　　　　　　　　C. 维思通

    D. 氯丙嗪　　　　　　　E. 异丙嗪

3. 抗精神病药物引起锥体外系不良反应不包括（　　）

    A. 类帕金森综合征　　　B. 抽动综合征　　　　　　　C. 体位性低血压

    D. 静坐不能　　　　　　E. 肥胖

4. 下列药物中哪些属于非经典抗精神病药物（　　）

    A. 泰尔登　　　　　　　B. 氟奋乃静　　　　　　　　C. 奥兰扎平

    D. 舒必利　　　　　　　E. 氯氮平

5. 精神障碍护理工作的范围包括（　　）

    A. 保健　　　　　　　　B. 治疗　　　　　　　　　　C. 康复

    D. 健康教育　　　　　　E. 监视

扫一扫，知答案

第 五 章

器质性精神障碍患者的护理

扫一扫，看课件

【学习目标】

1. 掌握器质性精神障碍的护理诊断和护理措施。
2. 熟悉器质性精神障碍的特点。
3. 了解器质性精神障碍的基本概念。

案例导入

张先生，70岁，因"进行性遗忘6年、生活不能自理2月"入院。6年前，患者无明显诱因逐渐出现健忘，常忘记将钥匙、钱包等随身之物放在何处，经常到处寻找，做事也丢三落四。随后，健忘逐渐加重，有时忘记自己是否吃早……外出会忘记回家的路，曾两次迷路，由警察将其送回家。近年性格明显改变，以前患者对人和蔼，现在常爱发脾气，一点小事就和别人争吵。怀疑心重，常认为邻居偷走他的东西或藏起来了。近一个月认为孙子把钱拿走了而打骂孙子。生活也变得越来越懒散，不爱卫生，几天不洗澡，饮食不规律。门诊检查头颅CT结果显示脑萎缩，脑室扩大。入院时患者能认出医院病房，但分不清医生护士，简单的算术加减常出错，表情淡漠，生活无法自理。

请思考：1. 张先生可能患了什么病？

2. 针对患者的情况，可以采取哪些护理措施？

第一节　概　述

器质性精神障碍是指人体有组织形态学改变或生理生化改变所致的精神障碍。器质性精神障碍主要指有明确的原因，即感染、创伤、变性、肿瘤或癫痫等，有共同的精神病理综合征，在诊断和治疗方面有一定特异性的一类疾患。应用"器质性"一词，主要是与所谓功能性精神障碍相区别。功能性精神障碍是指根据目前科学技术水平还未能发现有明显形态学改变或肯定的生理生化改变的精神疾患。但这种区分只是相对的、有条件的，随着科技水平的不断发展，各种检测手段的日益进步，原先被认为纯属功能性的精神疾患，已发现有肯定的脑实质及超微结构方面的变化，并不是纯功能性的障碍。

器质性精神障碍主要分为脑器质性精神障碍和躯体疾病所致的精神障碍两类。脑器质性精神障碍是由于颅脑器质性病变损害脑组织所致的精神障碍；躯体疾病所致的精神障碍是由于脑外的各种躯体疾病导致脑功能障碍而引起的精神障碍。器质性精神障碍在临床上常表现为谵妄、痴呆和遗忘综合征等。

第二节　常见脑器质性精神障碍及其护理

一、常见脑器质性精神障碍

（一）阿尔茨海默病

阿尔茨海默病（Alzheimer's disease，AD）是一组病因未明的原发性退行性脑变性疾病。多起病于老年期，隐匿起病，不可逆性缓慢进展，以痴呆综合征为主要临床表现。病理改变以大脑弥漫性萎缩和神经细胞变性为主，并可见特征性的老年斑和神经元纤维缠结，是老年期的常见病。

1. 病因与发病机制

（1）遗传因素　阿尔茨海默病的发病与遗传因素有关。有痴呆家族史者，其患病率为普通人群的 3 倍。对染色体与基因的分析发现，本病可能是常染色体显性基因所致。三种早发型家族性常染色体显著性遗传的阿尔茨海默病，分别与 21 号染色体长臂的淀粉样前体蛋白基因、14 号染色体的早老素 1 基因（PS1）和 1 号染色体的早老素 2 基因（PS2）相关联。

（2）社会心理因素　高龄、丧偶、低教育水平、独居、经济困难等社会心理因素为阿尔茨海默病的发病诱因。

（3）大脑病理和结构的变化　阿尔茨海默病病理改变是大脑皮质弥散性萎缩、脑沟增宽、脑室扩大、神经元大量减少，可见老年斑、神经元纤维缠结等病变。

（4）神经生化因素　有研究表明，乙酰胆碱、5-羟色胺等水平减低可能与此病的发病有关。AD 患者脑部乙酰胆碱明显缺乏，乙酰胆碱酯酶活性降低，特别是海马和颞叶皮质部位。

2. 临床表现 多隐匿起病，为持续性、进行性病程，平均病程为 5～10 年。根据疾病的发展与认知功能缺损的严重程度可分为轻度、中度和重度，各期存在重叠与交叉，并无截然界限。

（1）轻度表现

①首发症状是近记忆障碍，如忘记重要的会议、约会，记不住邻居名字等。

②学习新知识、新技能的能力下降，计算能力减退，难以完成简单的计算。

③时间、地点、空间定向力障碍。如不知道当天日期，时间观念混淆，在熟悉的环境中迷失方向等。

④语言障碍，情绪也常发生变化。语言障碍表现为找词困难、用词不当或话语啰嗦、张冠李戴，患者大多数情绪不稳，焦虑苦恼，易激惹。

⑤个性改变，患者兴趣下降、缺少活动，不注重仪表，个性变得多疑固执。

（2）中度表现

①近记忆障碍日益严重，远期记忆也明显受损，如：记不住家庭住址，不知自己的亲人是谁，但还能记住自己的名字。

②智力障碍，理解、计算、判断、定向力均受损，思维失去条理性，说话常离题，思维内容贫乏。

③行为异常、人格改变和认知缺乏，患者不合作，行为紊乱，甚至出现攻击行为；不讲卫生，藏匿物品，偷窃，行为不知羞耻，当众裸体、手淫等；易出现幻觉、妄想等。

④饮食无规律，睡眠节律紊乱，生活自理能力下降。患者可一日不食或一日多餐，不知饥饱；可出现睡眠紊乱，白天卧床，晚上到处活动；难以完成家庭劳动，需协助进行生活料理。

（3）重度表现

①远近记忆完全丧失。不知进食，不认识亲人与自己。

②言语功能逐渐丧失。只能说简单词汇，重复刻板或只能发出不可理解的声音，可出现震颤、肌痉挛等。

③丧失行走能力，大小便失禁。患者不能站立走动，大小便失控，终日在床，生活须由专人照顾。

④最明显的神经系统体征是肌张力增高，肢体屈曲。

3. 诊断标准 根据美国《精神障碍诊断与统计手册》第五版（DSM－Ⅴ），如果下列任何 1 项存在，则诊断为阿尔茨海默病；否则，应诊断为可疑的阿尔茨海默病。

（1）来自家族史或基因检测的阿尔茨海默病致病基因突变的证据。

（2）下列 3 项全部存在：

①有学习和记忆力的下降，以及至少在 1 个其他的认知领域下降的明确证据（基于详

细的病史系列的神经心理测评）；

②稳步地进展，认知能力逐渐下降，且没有很长的平台期；

③没有证据表明存在混合性病因（即缺少其他神经退行性疾病或脑血管疾病，或其他神经的、精神的或系统性疾病，或可能导致认知能力下降的疾病）。

4. 治疗　治疗原则是提高患者的生活质量，减轻家属的负担。目前尚无特殊的病因治疗方法，主要是对症治疗和生活照顾及护理。通过药物治疗和功能锻炼来改善认知功能和行为障碍，同时可给予提高记忆力和生活技能的训练，加强康复训练及护理，延缓其功能残缺的进展。

（1）改善认知功能的药物　用乙酰胆碱酯酶（Acetyl cholinesterase，AchE）抑制剂治疗，可改善患者的认知功能，延缓疾病的进展。目前有多奈哌齐、哈伯因、艾斯能、加兰他敏等。

（2）改善脑代谢及延缓病情发展的药物　主要是扩张血管作用，促进大脑对葡萄糖和氧的作用，提高脑神经细胞的代谢功能，有氢化麦角碱、脑复新等。

（3）对症治疗　主要针对痴呆伴发的各种精神症状。如对症选用利培酮、奋乃静、奥氮平等控制幻觉、妄想或兴奋冲动等症状；选择毒性作用少的5-羟色胺再摄取抑制剂（Selective Serotonin Reuptake Inhibitor，SSRIs）和其他新型抗抑郁药控制抑郁症状；可选用苯二氮䓬类药物控制焦虑、失眠等症状；有激越或明显攻击行为的患者可选用碳酸锂、丙戊酸钠等药物。

（二）癫痫所致的精神障碍

1. 临床表现　癫痫所致的精神障碍可发生在癫痫发作前、发作时和发作后，亦可在发作间歇内呈持续性的精神障碍。

（1）发作前的精神障碍　患者在癫痫发作前可出现全身不适、易激惹、烦躁不安、精神紧张、情绪抑郁等前驱症状。亦可表现为历时短暂的各种异常体验，如：各种简单到复杂的视物变形、错觉或幻觉，然后有癫痫发作，持续时间短暂，通常为数小时至数天，又称为精神性先兆。

（2）发作时的精神障碍　表现为历时仅数秒的幻视、视物显大、视物显小、上腹不适、恶心、恐惧、感觉异常等。有的患者可突然出现意识障碍、目光呆滞、无目的咀嚼舐唇、解系纽扣、牵拉衣角或哼哼作声、动作笨拙、重复缺乏目的性动作、梦游等，称为精神自动症。有的产生病理性激情、冲动，甚至出现反社会行为，发作后不能回忆。

（3）发作后的精神障碍　常出现意识模糊、反应迟钝、定向障碍、有生动幻视、情感暴发，也有兴奋躁动或狂暴行为。通常历时数分钟至数小时，醒后不能回忆。

（4）慢性癫痫性分裂样障碍　少数癫痫患者在反复发作之后，在意识清醒情况下发生联想障碍、强制性思维、被害妄想和幻听等类似偏执型精神分裂症的症状。此时患者的癫痫发作大多已减少或停止，精神症状常可持续数月或数年之久，仍可保持良好的情感反应。

（5）癫痫性人格障碍　部分患者在长期的癫痫反复发作后，导致的人格改变，不伴有意识障碍。表现为自私，自我为中心，见利忘义；心胸狭隘，爱猜疑，好记仇并不择手段进行报复；固执己见，刚愎自用；性情粗暴、反复无常、冷酷无情、行为冲动；爱撒谎欺骗，被揭露后无内疚和羞耻感；有的表现为循规蹈矩，令人厌烦的殷勤和逢迎，卑躬屈膝，或表现为自卑、自责；性欲异常与性变态。

（6）癫痫性智能障碍　约1/3患者会发生不同程度的智能障碍。由于癫痫反复发作造成的脑损害、抗癫痫药物对脑的影响、癫痫发作对患者学习的不利影响，常导致注意力不集中与记忆力困难，理解、分析与判断能力下降，最后发展为痴呆。

2. 诊断标准

（1）符合脑器质性疾病的诊断标准。

（2）有癫痫的证据，且精神障碍的发生和病程与癫痫相关。精神障碍呈发作性，并伴意识障碍，对诊断有重要意义。

3. 治疗　调整抗癫痫药物的种类和剂量，有效地控制癫痫发作，尽可能单一用药。精神症状可选用奋乃静、氟哌啶醇等。对人格障碍和智能障碍者，应加强管理和教育，进行心理治疗和工娱治疗等。颞叶癫痫者可行手术治疗。

（三）脑炎所致精神障碍

1. 病因及发病机制　脑炎可原发于病毒、细菌感染或继发于败血症，以病毒感染多见。现许多病毒已被分离出，其中以单纯性疱疹病毒最为常见，一般发病无季节性与地区性，曾称为散发性病毒性脑炎。多数患者可有呼吸道或胃肠道感染病史。

2. 临床表现　起病呈急性或亚急性，精神症状可以是首发症状，也是主要临床表现。早期出现头痛、呕吐、精神萎靡、乏力等。继而表现为不同程度的意识障碍、表情呆滞少语、理解困难、记忆缺损、注意涣散、定向障碍和大小便失禁等。也可伴有兴奋躁动、片段幻觉妄想、缄默违拗、木僵等。还可出现肢体不自主运动、锥体束征、肌张力增高、步态不稳或轻瘫以及抽搐发作等神经系统体征。少数病例发病早期脑损害的体征常不明显，在病程中意识清晰，临床表现酷似癔症或精神分裂症，但如能细致检查与询问病史，仍可发现有轻度脑器质性损害的症状。

3. 诊断要点

（1）实验室检查　可见血白细胞总数增高，中性粒细胞增高。

（2）脑脊液检查　细胞和蛋白质轻度增高，但亦可能正常。

（3）脑电图　常是弥散性异常，或在弥散性异常的背景上有局限性异常脑电活动，此对诊断本病有重要价值。

（4）CT 检查、MRI 检查　可排除脑脓肿和颅内肿瘤。

4. 治疗

如能及时诊断及合理治疗，本病一般预后良好，多数患者可获痊愈或显著进步。如病程中意识障碍严重或转入昏迷者，则预后较差，可残留不同程度的后遗症。治疗采用抗病毒治疗加对症支持治疗。

二、脑器质性精神障碍的护理

（一）护理评估

1. 评估主观资料

（1）一般情况　评估患者有无意识障碍以及意识障碍的程度；与周围环境接触如何，对周围的事物是否关心；主动接触及被动接触状况；合作情况；日常生活情况，如睡眠、衣着、饮食、大小便、月经情况以及自理能力等。

（2）认知活动　评估患者有无错觉、幻觉；患者的思维活动情况，有无妄想；了解患者的注意力和记忆力状况；评估患者有无智能减退；评估患者对自己精神症状的认识能力。

（3）意志行为活动　观察患者有无兴奋躁动、吵闹不休，甚至冲动、伤人或自伤等行为；将患者病前病后的人格加以比较，以了解患者有无人格改变。

（4）情感活动　可通过交谈启发了解患者的内心体验，观察患者有无情绪低落、焦虑、忧郁、紧张、恐惧；对周围环境的反应能力，以及有无情绪不稳、易激惹等。

2. 评估客观资料　评估患者的意识状态、生命体征、营养状况、睡眠状况、饮食状况、排泄状况、生活自理状况；评估患者有无自知力以及自知力损害程度；评估患者的家庭情况、各成员之间关系是否融洽、患者在家中的地位、经济状况、受教育程度及工作环境、社会支持系统。患者能否坚持工作，与同事家人能否正常相处；评估患者的患病史、家族史、药物过敏史；了解患者的用药及药物不良反应情况；评估患者的常规化验、特殊检查结果。

（二）护理诊断

1. **意识障碍**　与各种脑器质性疾病所致脑组织损害有关。

2. **有受伤的危险**　与意识障碍、精神障碍、药物因素有关。

3. **有暴力行为的危险**　与兴奋、躁动、幻觉等精神症状有关。

4. **生活自理缺陷**　与意识障碍或精神障碍、运动障碍有关。

5. **有感染的危险**　与体质虚弱、生活自理能力差有关。

6. **营养失调**　与发热、摄入不足、感染有关。

7. **思维过程改变**　与感知觉障碍、思维障碍、记忆障碍有关。

8. 家庭应对无效 与丧失对抗疾病的能力或经济承受能力有关。

(三)护理目标

1. 患者自理能力有所提高，能进行简单的日常生活活动。

2. 患者能摄入足够的营养和水分。

3. 患者能合理安排自己的作息时间，睡眠质量有所改善。

4. 患者能正确表达自己的需求，思维、智力的衰退能得到最大限度推迟。

5. 患者能在鼓励和协助下接受治疗与护理。

6. 患者能保持一定交流技巧，能与周围人员进行沟通。

7. 患者能认识自己经常活动的场所，能记住自己的亲朋好友。

8. 家庭成员能掌握疾病的有关知识，能正确处理患者的各种状况，配合医护人员共同制定治疗康复计划，并督促实施。

(四)护理措施

1. 基础护理

(1) 饮食护理　结合原发疾病的情况，为患者提供易消化、营养丰富的饮食，同时注意水分的摄入；对吞咽困难、不能进食者，及时给予鼻饲饮食或静脉补充营养液，以保持营养代谢的需要；为患者提供整洁、舒适的进餐环境，给予充足的进餐时间，让患者细嚼慢咽，防止噎食；在不影响治疗和病情许可的前提下，提供患者喜爱吃的食物，以促进食欲。

(2) 生活护理　做好晨晚间护理；帮助患者整理好日常个人卫生；保持床单清洁、整齐、干燥，防止褥疮；根据天气变化及时给患者增减衣物、被服，防止受凉；预防患者继发感染。

(3) 病情观察　根据病情需要，观察患者的体温、脉搏、呼吸、血压、意识状态、缺氧程度、出入量等；避免或消除诱发因素；保持呼吸道通畅，防止痰液、分泌物阻塞。

(4) 睡眠护理　减少或祛除影响患者睡眠的诱发因素，为患者创造良好的睡眠环境；让患者建立有规律的生活，为其安排适当的活动，以减少白天卧床、睡眠的时间。

(5) 大小便护理　观察患者大小便情况，尿潴留时应及时给予导尿，长时间导尿的患者要防止尿路感染。有水肿、高血压的患者，应适当限制水分的摄入，并准确记录出入量；保持大便通畅，对便秘者，应增加粗纤维饮食，必要时遵照医嘱给予缓泻剂或灌肠；对长期卧床的患者，要定时提供便器，让患者逐渐适应床上排便。对认知障碍的患者，每日定时送其到卫生间，帮助患者认识并记住卫生间的标志和位置，训练患者养成规律的排便习惯。

(6) 建立良好的护患关系，细心观察，保持有效沟通。

2. 安全护理

（1）评估可能受伤的因素 观察和了解患者有无暴力行为和冲动行为，以及造成受伤的因素，尽量减少或祛除危险因素的发生。

（2）加强安全护理 将患者安置在易观察、安全且无危险物品的房间，并在工作人员的视线下活动，定时巡视，必要时专人陪护；与兴奋躁动的患者分开管理，为患者提供舒适、安静的环境，减少不良刺激和环境对患者的潜在危险因素。

（3）严密观察 密切监测患者的生命体征变化，以及意识状态、皮肤黏膜情况等；发现异常情况时应立即报告医生，并做好抢救的准备。

（4）采取适当措施，防止发生意外 对有意识障碍的患者，应安置于重症室，由专人监护，防止摔伤、坠床，必要时可予以约束；患者癫痫大发作时防止下颌脱臼、舌咬伤，保护好四肢，防止骨折或者摔伤；对烦躁不安、躁狂状态的患者，必要时安置于重病室，重点监护，可暂行约束。约束期间，应经常检查患者的安全、肢体血液循环、躯体舒适等情况。保护带不宜过紧，避免损伤皮肤，影响血液循环；对抑郁状态的患者，应将其置于护理人员易观察及安全的环境中，避免单独居住、单独活动。严密观察病情变化，严防患者消极自杀；鼓励患者参加工娱活动，让患者参加力所能及的工作、劳动和文娱活动，以促进疾病的康复。

3. 心理护理

（1）入院阶段 器质性疾病所致精神障碍的患者，可有各种心理反应，如焦虑、恐惧、易激惹、孤独感、消极心理等。护理人员应主动介绍自己，帮助患者尽快熟悉环境和适应病后所需的生活方式。要关心患者，耐心做好安慰、劝导等护理工作，给予心理支持，使其能够配合治疗和护理。建立相互信任的治疗性人际关系，主动发现患者的身心需要，并及时采取措施，尽可能地予以满足。鼓励患者表达自己的想法和需要，给予他们发泄的机会，从而减轻患者的焦虑、恐惧和抑郁等心境障碍的程度。要帮助患者树立战胜疾病的信心，建立起有利于治疗和康复的最佳心理状态，以促进疾病康复。

（2）治疗阶段 指导患者了解疾病的病因、临床表现、疾病的进展情况以及治疗、护理、预防的方法，解除其顾虑和紧张。让患者了解用药的计划和药物治疗的必要性，以及有关药物的不良反应。懂得保持和增进健康，需要重视躯体疾病的治疗和护理，同时不可忽视对精神障碍的治疗和护理。了解原发疾病病情加重时，精神症状也会随之加重，同样，器质性疾病病情减轻时，精神症状可随之减轻。让患者知道器质性疾病所致精神障碍有昼轻夜重及呈波动性的特点，使患者有心理准备，防止因病情变化而引起精神困扰。

（3）康复阶段 评估患者知识缺乏的程度及相关因素，了解患者的特长、兴趣和认知能力，因人而异地制定相应的活动计划及健康教育目标。协助和指导患者应付、适应个人健康情况，以及尽快适应病后的生活方式。为患者提供每日社会活动的信息，增加其兴趣，并帮助患者参与适合其认知水平的社会活动。鼓励患者与社会接触，培养有益于身心健康的爱好或学习新的技能，使其最大限度地保持和恢复其现存的沟通能力和社会功能。鼓励患者在能力范围内自我料理个人生活，并有计划地进行生活能力的教育、培养和康复训练。

（五）护理评价

1. 患者自理能力是否有所提高。

2. 患者是否能够摄入足够的营养和水分。

3. 患者能否合理安排自己的作息时间，睡眠质量得以改善。

4. 患者能否正确表达自己的需求，思维、智力的衰退能得到最大限度推迟。

5. 患者能否在鼓励和协助下接受治疗与护理。

6. 患者能否与周围人员进行沟通。

7. 患者能否认识自己经常活动的场所，记住自己的亲朋好友。

8. 家庭成员是否掌握疾病的有关知识，能否正确处理患者的各种状况。

（六）健康指导

1. 患者 教会患者与疾病有关的自我护理方法，鼓励其增加自我护理的独立性，避免过分依赖他人。指导患者掌握完成特定康复目标所需要的技术方法，让患者知道身心健康之间的关系。告知患者用药的注意事项、有关药物不良反应的处理方法。坚持全面康复治疗，可使身体功能得到最大程度康复的重要性。嘱咐患者多与社会接触交往，保持乐观情绪，增强战胜疾病的意志和信心。

2. 家属 告知家属患者出院后仍需要继续治疗，应坚持服药，不要随意增减药量或突然停药，并定期到医院复诊。为患者安排规律的生活，合理饮食，保证睡眠。如遗留智力减退、行为障碍、人格改变或痴呆等后遗症状，则应加强教育，并给予适当的体育锻炼及功能训练等康复措施，协助患者克服各种困难，使其最大限度地恢复社会功能，重建社交能力。观察患者用药后反应，妥善保管好药物，防止患者过量服药。发现患者有躯体不适或病情波动应及早就医。

第三节　常见躯体疾病所致精神障碍及其护理

躯体疾病所致精神障碍是指由脑以外的躯体疾病引起的精神障碍。如躯体感染、内脏器官疾患、内分泌障碍、营养代谢疾病、结缔组织疾病、中毒等。主要临床表现为脑衰弱综合征、意识障碍、遗忘综合征、人格改变、精神病性症状、认知障碍、情感障碍、行为障碍等。

不同躯体疾病所致精神症状一般有以下共同特点：①精神症状多与躯体疾病的严重度

平行，即躯体疾病严重时精神症状也明显，待躯体疾病好转后精神症状亦减轻；②精神症状一般多发于躯体疾病高峰期，亦有以精神症状为首发者，如系统性红斑狼疮，精神症状的出现可先于其他系统症状；③精神症状多具有昼轻夜重的波动性及随着躯体症状的轻重而多变；④病程和预后主要取决于原发躯体疾病的状况及处理是否得当，一般精神障碍持续的时间较短，预后较好，但如患者曾经长期陷入昏迷，可遗留人格改变或智能减退；⑤躯体疾病所致精神障碍的患者除表现明显的精神症状外，多伴有躯体和（或）神经系统的阳性体征及实验室的阳性表现；⑥精神障碍缺少特有症状，各种躯体疾病所致的精神障碍无特异的症状，不同的躯体疾病可导致相似的精神症状，而同一种躯体疾病亦可出现不同的精神综合征。

一、常见躯体疾病所致精神障碍

（一）躯体感染所致的精神障碍

1. 病因及发病机制 躯体感染所致的精神障碍系指由细菌、病毒、螺旋体、真菌、原虫或其他微生物、寄生虫等所致脑外全身性感染，如流感、肺炎、疟疾、出血热、艾滋病等疾病所引起的精神障碍。

2. 临床表现 多数躯体感染患者出现的精神症状较轻且短暂，如注意力不集中、轻度意识障碍、焦虑、抑郁、易激惹、失眠、嗜睡及精神易疲劳等。少数患者可出现严重的精神障碍。在急性感染过程中，常表现为意识障碍和谵妄等综合征；而在慢性感染中，主要表现为遗忘综合征或痴呆综合征。

躯体感染所致精神障碍常具有共同的特点：起病较急，病程发展常起伏不定，例如患者早上感到疲乏，下午则可出现焦虑、易激惹，而晚上却发生意识模糊。此外，精神症状通常与感染有密切的相关性，感染性疾病好转后，精神症状亦会随之好转。

下面简单介绍常见的躯体感染所致的精神障碍：

（1）肺炎所致的精神障碍 为高热谵妄，也可出现欣快、近记忆障碍、定向障碍和虚构，部分可有短暂而片断的幻觉和被害妄想。

（2）败血症所致的精神障碍 常见嗜睡、朦胧、谵妄，少数患者可有幻觉、错觉。

（3）破伤风所致的精神障碍 破伤风毒素引起精神症状，表现为嗜睡、抑郁、迟钝、寡言少语、缺乏主动性，常见肌张力增高和抽搐发作等。

（4）伤寒所致的精神障碍 伤寒的精神症状临床表现可有很大差异。初期可出现头痛、睡眠障碍、疲乏感、表情呆板、迟钝，并可出现初期谵妄，部分患者在意识障碍恢复后可出现短暂的幻听、持久的遗忘，有的出现躁狂表现。

（5）流行性感冒所致的精神障碍 症状包括嗜睡、朦胧状态、谵妄、幻觉、抑郁或神经衰弱等。

（6）狂犬病所致的精神障碍　兴奋前期为烦躁、不安等；发热时为焦虑、声光过敏、恐水、谵妄、幻觉等；兴奋期有喊叫、哭泣、兴奋、躁动等表现；后期可出现人格改变和痴呆。

（7）艾滋病所致的精神障碍　病初期可有焦虑、抑郁等，疾病加重后表现为痴呆状态、表情淡漠、主动性差、社会退缩，部分患者可出现癫痫发作、缄默或昏迷。

3. 诊断标准　诊断躯体疾病所致精神障碍的主要依据有：

（1）有躯体疾病的依据，并有依据显示该躯体疾病可引起精神障碍。

（2）有证据显示躯体疾病与精神障碍在发生、发展、转归等方面有密切关系。

（3）精神障碍的表现不典型，难以构成典型的功能性精神障碍诊断。

4. 治疗　躯体疾病所致精神障碍的治疗主要是治疗原发病和对症治疗。包括：

（1）病因治疗　先尽可能及时治疗原发躯体疾病，停用可引起精神障碍的药物。

（2）支持治疗　纠正水、电解质紊乱及酸碱失衡，补充营养。

（3）控制精神症状　慎重使用抗精神障碍的药物，起始剂量应更低，剂量逐渐增加，而当症状稳定时，考虑逐渐减量。注意药物使用的禁忌证并密切观察患者用药后的不良反应。

（4）心理治疗　在疾病恢复期，支持性心理治疗等有利于巩固疗效，促进康复。

（二）常见的内脏器官疾病所致的精神障碍

1. 临床表现

（1）肺性脑病　指肺源性心脏病所致的精神障碍。患者有意识障碍，可表现为嗜睡状态、朦胧或昏睡状态，逐渐加重为谵妄状态甚至昏迷。也有部分患者表现为躁狂或抑郁状态，或者表现为幻觉和妄想。

（2）肝性脑病　指严重肝脏疾病所致的精神障碍。初期以行为异常和情绪改变为主，可有欣快或情感淡漠两种主症。精神症状包括迟钝、少动、寡言或躁动、兴奋，严重时为嗜睡、谵妄、昏睡甚至昏迷。部分患者表现为幻觉妄想或木僵，少数患者可出现人格改变或智能障碍。

（3）心源性脑病　由冠状动脉粥样硬化性心脏病、风湿性心脏病和先天性心脏病、心内膜炎等严重心脏疾病所致精神障碍。有神经衰弱综合征、谵妄、抑郁状态及幻觉妄想状态等。

（4）肾性脑病　指严重肾脏疾病所致的精神障碍。精神症状主要有意识障碍，可表现为嗜睡、谵妄甚至昏迷，也可表现为抑郁状态、躁狂状态、幻觉妄想状态或痴呆状态。

2. 治疗　治疗原发病，对症处理，维持水电解质平衡，使用剂量小、肾毒性小的精神药物控制精神症状。

（三）常见的内分泌疾病所致的精神障碍

1. 甲状腺功能亢进所致精神障碍　患者出现性格改变，具体表现为急躁、易怒、冲动、攻击、焦虑、抑郁或愉快，也有表现为紧张和敏感多疑，少数老年患者有反应迟钝、话少、活动少，部分患者在性格改变的基础上出现躁狂或抑郁状态，某些患者可为幻觉妄想状态或思维松散。甲状腺危象者可出现谵妄状态。

2. 甲状腺功能减退所致精神障碍　常为智能低下、抑郁状态、幻觉妄想状态、躁狂状态或昏迷状态。

3. 肾上腺皮质功能亢进所致精神障碍　精神症状主要为抑郁，部分可表现为情绪不稳、偏执状态和类神经衰弱综合征。

4. 月经前综合征　主要表现为月经前一周心烦、过敏、易激惹或沉默寡言，严重者表现为焦虑、抑郁、恶心、腹痛、浮肿和乳房胀痛等躯体症状。

5. 糖尿病所致精神障碍　早期表现为心烦、疲乏、无力、失眠，可加重为抑郁、焦虑，部分可有幻觉，严重时可为嗜睡或昏迷状态。

二、躯体疾病所致精神障碍的护理

（一）护理评估

1. 主观资料

（1）评估患者的性格特征和心理应激状态，有无心理诱因。

（2）评估患者的注意力、记忆力、智能、语言和自知力情况。

（3）评估患者有无紧张焦虑、情绪低落、恐惧，有无情感不稳、易激惹等。

2. 客观资料

（1）生理状况评估，包括生命体征、意识、营养状态、饮食、睡眠、排泄情况。

（2）评估有无导致精神障碍的原发性躯体疾病，其早期症状与精神障碍间的关系以及发展过程。

（3）评估是否存在与原发躯体疾病相关的神经精神系统症状与体征。

（4）评估有无认知情感障碍，有无意志行为的改变，自知力如何。

（5）评估有无自理能力。

（6）评估患者既往史、家族史、药物过敏史、外伤手术史等。

（7）实验室相关检查及其他检查结果。

（8）评估家庭环境、经济情况、工作情况和社会支持系统等。

（二）护理诊断

1. 急性意识障碍　与各种原因所致脑损害、体温过高有关。

2. 焦虑、恐惧　与调适机制发生困难有关。

3. **营养失调** 与机体摄取营养能力障碍有关。

4. **睡眠型态紊乱** 与疼痛、环境不佳有关。

5. **思维过程改变** 与躯体疾病所致幻觉、妄想、认知功能下降有关。

6. **生活能力缺陷** 与认知功能障碍、意识障碍、感觉迟钝有关。

7. **有暴力行为的危险** 与情感障碍、幻觉、妄想有关。

8. **有受伤的危险** 与意识障碍、癫痫发作、感觉减退、反应迟钝有关。

9. **有感染的危险** 与营养失调、机体抵抗力下降有关。

（三）护理目标

1. 患者自理能力有所提高，能进行简单的日常生活活动。

2. 患者饮食、睡眠等症状有所改善。

3. 患者思维、智力的衰退能得到最大限度推迟。

4. 患者能在鼓励和协助下接受治疗与护理。

5. 患者能保持一定交流技巧，能与周围人员进行沟通。

6. 患者能最大限度地参与肢体锻炼及康复训练。

（四）护理措施

1. 基础护理

（1）环境 置患者于重症监护室，设专人护理；有意识障碍者应加设床档或约束，防止患者坠床和跌倒；温、湿度适宜，光线宜柔和，避免强光和噪声。

（2）饮食护理 结合原发病，提供易消化、营养丰富的饮食；注意水分的摄入；对吞咽困难、呛咳、不能进食者，给予鼻饲或静脉补充；创造清洁、舒适的进餐环境，提供充足的进餐时间，督促患者细嚼慢咽预防噎食；在不影响治疗和病情许可的前提下，提供患者喜爱吃的食物，以促进食欲。

（3）加强对基础疾病的观察和护理 根据需要观察患者的体温、脉搏、呼吸、血压、意识状况、缺氧程度、尿量等；避免和预防诱发因素，保持呼吸道通畅。

（4）睡眠护理 评估导致患者睡眠障碍的具体原因、程度及目前的睡眠状态，尽量减少和去除影响患者睡眠的诱发因素；为患者创造良好的睡眠环境；建立规律的生活，为患者安排恰当的活动；避免睡前兴奋，不喝浓茶、咖啡等饮料；密切观察患者睡眠情况和失眠表现。

（5）其他方面的护理 排泄护理；个人卫生护理。

2. 心理护理 建立治疗性人际关系，主动发现患者的身心需要，并及时采取措施，尽可能地满足患者；对兴奋躁动的患者，要以耐心的态度，温和的语言，帮助其控制情绪，鼓励其用正确的方式表达自己的思想和需要；帮助患者认识自身性格方面的问题和缺陷，增强战胜疾病的信心。

3. 健康教育 帮助患者认识与发病有关的心理社会因素，根据自身实际情况及疾病恢复情况，共同制订具有可操作性的措施。教会患者与疾病有关的自我护理，鼓励其增加自我护理的独立性，避免过分依赖他人。指导家属学习和掌握疾病的有关知识，使之能识别早期症状，掌握复发先兆，监护患者按时按量服药，了解用药后的一般不良反应及处理方法。

（五）护理评价

在执行护理措施后，评价每个护理目标是否实现，对部分实现或未实现的原因进行探讨，找出问题所在，重新修订护理计划或护理措施。

（六）健康指导

1. 帮助患者和家属正确对待疾病，教会其认识疾病的病因、症状。

2. 指导患者了解药物的重要性，增加依从性。在医护人员的指导下合理用药，能识别药物的不良反应和掌握一些处理方法。

3. 教会患者和家属能及时识别疾病的早期征兆并了解疾病反复发作的危害性，尽早到医院就诊。

知 识 链 接

痴呆综合征是慢性、全面性的精神功能紊乱，以缓慢出现的智能减退为主要临床特征，包括记忆、思维理解、判断、计算等功能的减退和不同程度的人格改变，一般没有意识障碍。痴呆的常见原因有脑变性病、脑血管病、颅脑外伤、颅内占位性病变、缺氧性脑病、颅内感染、药物与其他物质的毒性损害等。其中最常见的为阿尔茨海默症（AD），约占 50%～70%；其次为血管性痴呆，约占 10%～20%。

复习思考

1. 器质性精神障碍是指（　　）

　　A. 由于脑部病理或病理生理学改变所致的一类精神障碍

　　B. 由于脑以外的躯体疾病引起脑功能紊乱而产生的精神障碍

　　C. 与脑部疾病或躯体疾病同时存在的精神障碍

　　D. 由脑部疾病或躯体疾病导致的精神障碍

　　E. 有智力、记忆和人格全面损害的疾病

2. 躯体疾病所致精神障碍有一些共同的特征，以下说法不正确的是（　　）

A. 精神障碍与原发躯体疾病的病情在程度上有平行关系

B. 精神障碍的临床症状是非特异性的

C. 急性躯体疾病常引起急性脑病综合征

D. 病程与预后与原发躯体疾病的性质、严重程度没有多大关系

E. 治疗原发疾病及处理精神障碍，可使精神症状好转

3. 关于阿尔茨海默病的早期核心症状主要是（　　　）

A. 性格改变   B. 记忆减退

C. 言语功能障碍   D. 幻觉

E. 谵妄

4. 患者，女性，70岁，出现远事记忆受损，智能减退，难以胜任简单的家务，不能正确回答自己亲人的名字，饮食不知饥饱，外出找不到家门，行为幼稚等异常表现。该老年患者可能是（　　　）

A. 阿尔茨海默病早期   B. 阿尔茨海默病中期

C. 阿尔茨海默病晚期   D. 老年期抑郁症

E. 正常老年衰退

5. 患者，女性，70岁，因记忆力进行性下降，失语，常外出迷路，诊断为阿尔茨海默病。治疗该疾病目前最常用的药物为（　　　）

A. 氯米帕明   B. 阿米替林

C. 氟西汀   D. 多奈哌齐

E. 丁螺环酮

扫一扫，知答案

第 六 章

精神分裂症患者的护理

扫一扫，看课件

【学习目标】

1. 掌握精神分裂症临床常见类型及表现、护理措施。
2. 熟悉精神分裂症的诊断和治疗原则。
3. 了解精神分裂症的概念、病因及发病机制。

案例导入

　　患者，男，42 岁，一年前因生意失败，回北京借居在父母家。入院半年前的一个深夜，患者发现对面楼里有灯光照到自己的房间。此后渐渐发现街坊邻居常常"话里有话"，内容多涉及患者的隐私，开始怀疑自己的房间被人录音、摄像。入院 3 个月前，患者听到脑子里有一个自称"国家安全部少校"的人同自己讲话，声称他已成为"全国一号疑犯"，正在对他实施全面监控。后又出现一个自称是"老书记"的女声为患者辩解，说患者是一个好同志。"少校"与"书记"就患者的许多方面都发表针锋相对的意见，令患者不胜其烦。入院前半个月，患者多次走访各个政府部门，要求"澄清事实""洗脱罪名"，并计划给世界各大报刊写信，申诉自己"受人迫害"的经过。

　　请思考：1. 该患者可能的医疗诊断是什么？
　　　　　　2. 该患者存在哪些护理问题？护理重点是什么？

第一节　概　述

　　精神分裂症（schizophrenia，SZ）是一组病因不明的精神病，多起病于青壮年，主要表现为感知、思维、情感、行为等方面的障碍和精神活动与环境的不协调。患者一般无意识障碍和明显的智能障碍，部分患者可出现认知功能损害，对自身疾病缺乏认识能力。

第二节　精神分裂症

一、病因与发病机制

1. **遗传因素**　国内外大量调查显示精神分裂症与遗传有关。与患者血缘关系越近，患病的风险度越大，单卵双生子的同病率约为双卵双生子的 3 倍，为普通人群的 35～60 倍；寄养子（将单卵双生子分开抚养，将精神分裂症患者的子女由正常家庭抚养，或将正常人的子女由患有精神分裂症的父母抚养）研究亦提示遗传因素在本病的发生中起主导作用。精神分裂症是一个遗传学模式复杂、具有多种表现型的疾病，确切的遗传模式至今尚无一致性结果。

2. **神经发育因素**　精神分裂症的发生可能与神经发育异常有关。精神分裂症的神经发育假说认为：由于遗传因素（易患性）和某些神经发育危险因素（妊娠期与出生时的并发症、怀孕期间暴露于流感病毒或母爱剥夺、Rhesus 因子不相容、冬季出生等）的相互作用，在胚胎期大脑发育过程中就出现了某种神经病理改变，主要是新皮质形成期神经细胞从大脑深部向皮层迁移过程中出现了紊乱，导致心理整合功能异常。其即刻效应并不显著，但随着进入青春期或成年早期，在外界环境因素的不良刺激下，导致了精神分裂症症状的出现。

3. **神经生化因素**　精神分裂症神经生化基础方面的研究主要有多巴胺假说、5－羟色胺（5－HT）假说、谷氨酸假说等，不过，以上所述神经递质的变化是因、是果，是相关因素还是伴随状态，至今尚无定论。

4. **心理社会因素**　尽管不少研究表明精神分裂症的发生与心理社会因素有关，但至今为止，尚未发现任何能决定是否发生精神分裂症的心理社会因素。某些应激事件确实导致健康人精神失常，但这种异常更多的是应激所致精神障碍。目前的观点认为，心理、社会因素可以诱发精神分裂症，但最终的病程演变常不受先前的心理因素所左右。

二、临床表现

在前述精神障碍的常见症状章节中所描述的各种精神症状均可见于不同的精神分裂症患者，只是不同个体、不同疾病类型、处于疾病的不同阶段，其临床表现可有很大差异，但精神分裂症患者都具有感知、思维、情感、意志及行为的不协调和脱离现实环境的特点。

（一）前驱期症状

前驱期症状是指在明显的精神症状出现前，患者出现的一些非特异性的症状。这些不具有特异性的症状，在青少年中比较常见。最常见的前驱期症状概括为以下几个方面：

1. 情绪改变 抑郁，焦虑，情绪波动，易激惹等。

2. 认知改变 零星出现一些古怪或异常观念，学习或工作能力下降等。

3. 对自我和外界的感知改变。

4. 行为改变 如社会活动退缩或丧失兴趣，多疑敏感，社会功能水平下降等。

5. 躯体改变 睡眠和食欲改变，乏力，活动和动机下降等。

但是，由于此时患者的其他方面基本保持正常，而且常常能对这些症状作较为合理的解释，故前驱期常不被外人重视，易错过最佳的治疗时期而影响预后。

（二）显性期症状

1. 感知觉障碍 一般来说，精神分裂症患者在意识清晰状态下可出现幻听、幻视、幻嗅、幻味、幻触，其中幻听是最常见的一种。幻听主要是言语性的，有评论性幻听、争论性幻听或命令性幻听，如听到有人喊自己的名字，或听到某人或某些人的议论，或听到来自神灵或外星人的讲话；也可以是非言语性的，如听到虫鸣鸟叫，车船、机器的隆隆声等；幻听还可以以思维鸣响的方式表现出来，即患者所进行的思考，都被自己的声音读了出来。

幻视也较常见，而幻嗅、幻味和幻触则不常见。这类幻觉出现后，首先考虑是否由于躯体疾病、中毒或脑器质性疾病所致。有的患者可能出现内脏幻觉如血管冲动感、骨髓切割感等。部分患者可出现感知综合障碍和人格解体症状，表现为感到自己的精神活动不属于自己，或变形或移位等。

精神分裂症的幻觉体验不管是具体生动还是朦胧模糊，多会给患者的思维、行动带来不同程度的影响。在幻觉的支配下，患者可能做出违背本性或不合常理的举动。

2. 思维障碍 思维障碍是精神分裂症的核心症状，表现为思维内容、思维形式和思维过程方面的异常。

（1）思维内容障碍 思维内容障碍最主要的表现是妄想，且其荒谬性常常显而易见。一般来讲，在意识清晰的基础上出现的妄想常提示精神分裂症的诊断。临床上以被害、关系、夸大、钟情、嫉妒、非血统、物理影响等妄想多见，一个患者可表现一种或几种妄想；妄想的内容可与患者的经历、受教育程度和文化背景有一定的关系，如一位老护士认为自己在上次住院时被人注射了艾滋病病毒。

（2）思维形式障碍 精神分裂症患者主要表现为思维散漫、思维破裂、思维贫乏、思维云集、词语新作、词语刻板、病理性象征性思维等。

3. 情感障碍 情感迟钝淡漠、情感反应与思维内容及外界刺激不相符是精神分裂症的重要特征。情感淡漠，如对亲戚朋友的关心体贴缺乏相应的情感反应；情绪反应过度或不当，如为一点小事就暴怒、高兴或焦虑；情感倒错，如高兴的事情出现悲伤体验，悲伤的事情出现愉快的体验。

4. 意志行为障碍 多数患者的活动减少，缺乏主动性，行为变得孤僻、被动、退缩，即意志活动减退。患者对社交、工作和学习的要求减低，主动性差、生活懒散、忽视自己的仪表和个人卫生，无故旷课旷工等。少数患者（如有偏执观念的患者）可表现为意志活动增强，常千方百计地为自己收集某些证据。少部分患者表现为意向倒错，吃一些不能吃的东西，如草木、昆虫，或伤害自己的身体。

5. 定向、记忆、智能与自知力 目前的研究表明，患者在注意、记忆、智能、概念的形成与抽象等方面均有或轻或重的损害，不过这种损害主要与疾病过程本身有关而不是疾病的遗传素质标志。患者自知力缺乏，对自身疾病的性质和严重程度缺乏自知。自知力缺乏是影响治疗依从性的重要原因。自知力评估有利于治疗策略的制定。

三、临床分型

精神分裂症早期症状不典型，当疾病发展到一定阶段，根据患者主要临床表现可分成若干类型，临床分型对药物选择、预后估计及病因学研究有一定的指导意义。

1. 偏执型（paranoid type） 本型是临床上最常见的类型，发病年龄多在30～35岁，起病呈亚急性或慢性，其主要症状为在意识清晰状态下出现的妄想和幻觉。妄想内容以被害、关系妄想最多见，其次是出身名门、嫉妒妄想、影响妄想等；幻觉以幻听最常见，幻听主要表现为言语性幻听，内容多为威胁或命令患者，非言语性幻听如笑声、哨声、嗡嗡声也可以出现。患者在幻觉妄想影响下，可有发怒、恐惧不安，或报复、伤人，或闭门不出等情感和行为。该型病程发展较其他类型缓慢，如经彻底治疗缓解效果较满意。

2. 青春型（hebephrenic type） 本型多在青年期起病，起病常为急性或亚急性，以情感、思维和行为的不协调或解体为主要临床表现。患者表现为思维破裂，言语零乱，内容荒谬，情感不协调，喜怒无常，表情做作，傻笑，行为幼稚愚蠢奇特；常有意向倒错（吃脏东西、大小便和痰）；本能活动亢进（性欲、食欲），在公开场所作猥亵行为，社会功能明显受损。此型病程发展快，可有自行缓解，但若治疗不及时和维持不系统容易复发。

3. 单纯型（simplex type） 本型较少见，多为青少年起病，起病潜隐缓慢。主要特征是日益加重的孤僻、被动退缩，生活懒散，对工作学习兴趣逐渐丧失，缺乏进取心；情感日益淡漠，冷淡亲友，对情绪刺激缺乏相应的反应。此型患者早期常不易被觉察，被认为是"不求上进""性格不够开朗"或"受到打击后意志消沉"等，往往在病情较严重时才被发现就诊，治疗效果较差。

4. 紧张型（catatonic type） 本型患者目前少见，多起病于青中年，起病较急，病程多呈发作性。主要临床表现为紧张性兴奋和紧张性木僵，两者交替出现，或单独发生，临床上以紧张性木僵为多。紧张性木僵表现为精神运动抑制，轻者少语少动，重者终日卧床，不动不食，大小便潴留，对周围环境刺激缺乏反应，蜡样屈曲等"木僵状态"。紧张性兴奋以突然发生的精神运动性兴奋为特点，患者无目的的行为增多伴有冲动行为、伤人毁物，动作古怪、刻板，言语零乱散漫、内容荒谬离奇，可有模仿言语，历时较短暂。此型治疗效果较其他类型好。

5. 其他类型

（1）未分化型（undifferentiated type） 是指患者符合精神分裂症的诊断标准，但又不符合偏执型、青春型、单纯型和紧张型的诊断标准的一组患者。

（2）残留型（residual type） 是指患者临床表现符合精神分裂症诊断标准，至少2年内一直未缓解。目前虽病情有好转，但仍残留个别阳性症状或个别阴性症状。

（3）精神分裂症后抑郁（post schizophrenia depression） 是指患者在精神分裂症病情好转而未痊愈时出现抑郁症状，且情绪抑郁持续2周以上，此时可残留有精神症状，一般以阴性症状多见。抑郁既可以是疾病本身的组成部分，也可以是患者在症状控制后出现的心理反应，也可能是抗精神病药物治疗所引起。因存在自杀的危险性，应予以重视。

知 识 链 接

精神分裂的阳性症状、阴性症状：

1. 阳性症状 普遍公认的阳性症状包括幻觉、妄想及紊乱的言语及行为。

2. 阴性症状 阴性症状是指正常心理活动功能的缺失，实际情感、社交及认知方面的缺陷，阴性症状包括意志减退、快感缺乏、情感迟钝、社交退缩及言语缺乏，其中意志减退和快感缺乏最常见。

四、诊断

美国《精神障碍诊断与统计手册》（DSM–5）精神分裂症诊断标准：

1. 特征性症状 具有下列2项（或更多）症状，均应存在1月以上（如已经过有效治疗，病期可较短）。其中的1项，必须是第（1）到（3）项症状之一。

（1）妄想；

（2）幻觉；

（3）言语紊乱（例如，频繁的离题或不连贯）；

（4）明显的紊乱或紧张症的行为；

（5）阴性症状（即情绪表达较少或动力缺乏）。

2. 社交或职业功能不良 起病以来的大部分时间里，1个或更多的功能（包括工作、人际关系、自我照料等方面），均显著低于病前水平（如起病于儿童或少年期，则明显低于预期的水平）。

3. 病期 此病症表现至少持续6个月以上。此6月，应该至少包括A项（特征性症状）1月之久（如已经过有效治疗，病期可较短），也可以包括前驱期或残留期的时间。

4. 排除分裂情感性障碍与抑郁症或双相障碍 如果（1）在急性期没有同时出现抑郁或躁狂发作的表现，或（2）在急性期出现了心境障碍发作，但其持续时间较急性期和残留期显著缩短；便可排除"伴有精神病性症状的分裂情感性及心境障碍"。

5. 排除精神物质或一般躯体情况 确定此病症表现并非由于某种精神物质或某种躯体情况的直接生理效应所致。

6. 与广泛性发育障碍的关系 如有孤独症或其他广泛性发育障碍或别的儿童期起病的交流障碍的病史，除非出现明显的妄想或幻觉至少1月，才可另加精神分裂症的诊断（如已经过有效治疗，病期可较短）。

五、治疗原则

初发的精神分裂症患者，若能及早接受药物治疗，一般疗效较好。无论是首次发作或复发的精神分裂症患者，抗精神病药物治疗应作为首选治疗措施，同时进行支持性心理和社会康复治疗，根据病情需要可单用或合用电休克治疗。

1. 抗精神病药物治疗 典型的抗精神病药物代表有氯丙嗪、氟哌啶醇等；现国内外治疗指南建议，一般推荐非典型抗精神病药物，代表有氯氮平、奥氮平、利培酮、喹硫平等。精神分裂症药物治疗应系统而规范，强调早期、足量、足疗程，治疗程序包括急性治疗期（至少6周）、巩固治疗期（3~6个月）和维持治疗期（一年以上）。如患者为首次发作，且在一年的维持治疗期间无阳性症状及复发迹象，可试行停药观察；对目前症状虽控制良好1年，但既往有1次或多次发作的患者，应长期维持治疗期，除非有不可耐受的副作用和禁忌证出现。

急性期治疗：急性发作期以药物治疗为主，一般疗程为8~10周。现将常用的治疗药物介绍如下：

（1）氯丙嗪 一般成人剂量为300~400mg/d，60岁以上老人的治疗量为一般成人的1/2或1/3。氯丙嗪是最传统的抗精神病药，目前仍然是治疗精神分裂症的首选药，镇静作用较强，锥体外系副作用较轻。适用于幻觉妄想和精神运动性兴奋的精神分裂症患者。

（2）氯氮平 常用剂量 300~400mg/d，抗精神病作用强，锥体外系副作用很轻，可引起粒细胞减少或缺如，故需定期监测，治疗前两个月每周一次，3 个月后需每两周一次，一旦出现粒细胞减少，应立即停药。

（3）氟哌啶醇 12~20mg/d，可迅速控制精神运动性兴奋，对慢性症状亦有一定疗效，但锥体外系反应较重。

（4）奥氮平（又名奥兰扎平） 5~20 mg/d。较氯氮平的优点是无粒细胞缺乏的副作用，对阳性症状、阴性症状和一般精神病态均有效，锥体外系副作用轻。

（5）利培酮（又名维思通） 成人剂量 3~4mg/d，个别可达 6 mg/d；对精神分裂症阳性症状和阴性症状均有效，锥体外系副作用很轻且依从性也较好。

（6）长效针剂 适用于有明显精神症状而拒绝服药或有藏药企图的患者，以及处于巩固疗效、预防复发维持治疗阶段的患者。如吩噻嗪类药物氟奋乃静癸酸酯（氟癸酯）、丁酰苯类氟哌丁醇癸酸酯等。

继续治疗：在急性期精神症状得到控制后，药物宜继续维持治疗剂量 1 月左右，然后逐步减量至维持治疗。

维持治疗：维持治疗时间一般在症状缓解后不少于 2 年，若患者为复发维持治疗时间要求更长些。药物剂量以最小且能维持良好的恢复状态的剂量为标准。

2. 心理与社会康复治疗 在精神药物干预的同时，应重视患者的生活环境，及时解决家庭社会生活中的应激并给予支持性的心理治疗十分重要。

（1）心理治疗 了解与发病有关的生活或工作中的应激，了解患者在病情好转阶段对疾病的态度和顾虑，协助患者解除家庭生活中的急慢性应激，并给予支持性心理治疗十分重要。

（2）家庭社会康复 患者重返社会前应重视日常生活能力和社交能力的训练，如用药的自我管理、症状处置、休闲娱乐活动、基本会话、整洁与自理生活。对患者的家庭进行心理教育，以提高患者的应对技能，改善患者家庭环境中的人际关系。这样能改进个体的社会适应能力、减少患者社会生活中的应激、减少复发。

3. 电休克治疗 对部分药物治疗效果不佳和伴有木僵违拗、频繁自杀、攻击冲动的患者，急性治疗期可以单用或合用电抽搐治疗，每周 2~3 次，8~10 次为一个疗程。电休克治疗后仍需药物治疗维持。

第三节　精神分裂症的护理

一、护理评估

（一）评估主观资料

1. 认知活动　评估患者目前精神状态，是否有认知方面的问题，有无错觉、幻觉，有无思维方面的异常，有无注意力、记忆、智能方面的改变，是否存在定向力障碍，以及对精神疾病的认识能力。

2. 情感活动　评估患者情感活动的情况，了解情感的活动与思维内容、环境是否协调，情感是否受幻觉妄想的影响。

3. 意志行为活动　评估患者意志和行为活动的情况，意志行为活动是否受幻觉、妄想的影响。

（二）评估客观资料

1. 躯体状况　评估患者的意识状态、生命体征、全身营养情况、睡眠和饮食状况、大小便状况以及生活自理能力情况等。

2. 对精神疾病的认识　评估患者的自知力以及损害程度。

3. 社会心理状况　评估患者的家庭教育、经济状况、性格、工作学习环境、社会支持系统，与同事、家人能否正常相处。

4. 既往健康状况　评估患者的家族遗传史、既往疾病史。

5. 治疗情况　评估患者的用药情况，有无药物过敏史及其他不良反应等。

6. 实验室及其他辅助检查　评估患者的血、尿、粪常规，血生化、心电图、脑电图检查以及特殊检查结果。

二、护理诊断

1. **思维过程改变**　与精神活动异常有关。

2. **感知觉异常**　与精神活动异常有关。

3. **有对他人或自己施行暴力的危险**　与幻觉、妄想等精神运动性兴奋、自知力缺乏等有关。

4. **不合作**　与自知力缺乏有关。

5. **自理缺陷**　与意志活动减退或缺乏有关。

6. **营养失调，低于机体需要量**　与拒食或自理缺陷有关。

7. **睡眠形态紊乱**　与行为障碍有关。

8. **社交障碍**　与自知力缺乏有关。

9. **躯体移动障碍**　与精神运动抑制有关。

10. **个人应对无效**　与意志活动减退或缺乏、社会歧视等有关。

11. **语言交流障碍**　与精神运动抑制有关。

三、护理目标

1. **控制异常行为**　能有效处理和控制自己的情绪和行为，用恰当的方式发泄自己的愤怒，住院期间未发生暴力事件。

2. **恢复社会功能**　患者最大限度地完成社会功能，而不受思维改变的影响，能表现出符合现实的言语性和非言语性思维，患者将表现出适合自身智力水平和文化背景的判断力、自知力和解决问题的能力。

3. **正确评价**　患者能正确评价自身的价值，情绪好转，能对疾病、幻觉、妄想有正确的认识，能正确对待别人的评价，患者在出现严重焦虑和接受困扰时，能向工作人员诉说，并且学会应付压力、危机的技巧。

4. **生活自理**　患者在住院期间生活自理，愿意配合治疗和护理，主动服药，正常进食，睡眠改善，防止发生伤害。

四、护理措施

1. **基础护理**

（1）**制定护理计划**　①为患者制定详细、适宜的护理计划；②创造舒适的治疗、休养环境。

（2）**生活护理**　①做好晨、晚间护理；②帮助患者做好日常个人卫生；③保持床单元清洁、整齐、干燥，防止褥疮；④根据天气变化及时给患者增减衣物、被服，防止受凉；⑤预防患者继发感染；⑥认真检查患者皮肤情况，发现皮肤破溃、擦伤要及时处理；⑦对兴奋不合作的患者，应做好患者的晨晚间和日常生活的护理；⑧行为退缩、生活懒散的患者，应采取督促指导方法，保证患者按时洗漱、定时更衣、沐浴，必要时做口腔护理及皮肤护理。

（3）**饮食护理**　①结合原发疾病的情况，为患者提供易消化、营养丰富的饮食，同时注意水分的摄入；②为患者创造整洁、舒适的进餐环境，提供充足的进餐时间，让患者细嚼慢咽、防止噎食；③在不影响治疗和病情许可的前提下，提供患者喜爱吃的食物，以促进食欲，保证营养的需求；④对吞咽困难、不能进食者，及时给予鼻饲饮食或静脉补充营养物质，以保证营养、代谢的需要；⑤对暴饮暴食的患者要严格限制入量；⑥对有异食的患者要限制活动范围，防止进食异物；⑦对拒食的患者要尽量劝说，耐心协助进食或做示范，消除患者的疑虑，必要时给予鼻饲饮食，维持营养的摄取；⑧对于木僵的患者，由于常在夜深人静的时候恢复肢体活动、自行进食等，可将饭菜放于患者床旁，保持环境安静，避开患者视线，观察其进食情况。

（4）睡眠护理　①评估导致患者睡眠障碍的原因，减少或去除影响患者睡眠的诱发因素；②为患者创造良好的睡眠环境，保持病房空气流通，温、湿度适宜，周围环境安静，除必要的观察或操作外，不要干扰患者睡眠，室内光线充足，避免因光线不足而令患者产生错觉或感到恐惧不安及辨认困难；③合理安排作息时间，为患者建立有规律的生活，白天为其安排适当的活动，以减少卧床、睡眠时间；④避免睡前兴奋，减轻焦虑，做一些有利于入睡的活动，促使患者进入睡眠；⑤晚饭不宜吃的过饱，不宜多饮水；⑥做好睡前心理护理；⑦必要时，可遵照医嘱给予药物辅助入睡。

（5）大小便护理　①观察患者大小便情况，12小时无尿者采取诱导方法刺激排尿，必要时请示医生给予导尿，导尿患者，要防止泌尿系统感染；②保持大便通畅，对便秘者，应增加粗纤维饮食，3天无大便者给予缓泻剂或灌肠，促使排便；③对卧床的患者，要定时提供便器，让患者逐渐适应床上排便；④对认知障碍的患者，每日定时送其到卫生间，帮助患者认识并记住卫生间的标志和位置，训练患者养成规律的排便习惯。

2. 安全护理

（1）掌握病情　①做到重点患者心中有数，了解病情变化特点；②严密观察病情变化，了解幻觉妄想的内容，注意相应的情感表现；③对异常行为要劝说阻止，防止发生意外。

（2）加强巡视　①定时巡视，清点患者数目，确保患者安全；②对极度兴奋、冲动毁物的患者要隔离，必要时可采取保护性约束措施；③对严重自杀的患者，要专人护理，24小时使患者在护理人员的视线内；④对不合作的患者要适当限制其活动范围，防止患者出现离开医院的行为。

（3）严密观察　①密切监测患者的病情变化；②发现异常情况时应立即报告医生，并做好准备，实施抢救措施。

（4）采取措施防止发生意外　①对冲动、烦躁不安的患者，放置于重症室，由专人监护，防止摔伤、坠床，必要时刻给予约束。约束期间，应经常检查患者的安全、躯体舒适等情况；②对有敌意的患者，要密切观察，防止伤人、自伤等；③对抑郁的患者，应将其置于护理人员易观察及安全的环境中，避免独处或单独活动。严密观察病情变化，严防患者消极自杀。

（5）安全管理　①加强病区环境检查，发现设施损坏应及时维修，病区办公室、治疗室、配膳室、浴室、杂用间等处必须随手锁门；②加强患者物品管理，在患者入院、返院时以及家属探视后，护理人员认真做好安全检查，严防危险物品带进病房；③避免患者使用危险物品，必要时必须有医护人员监督，以防发生意外；④加强患者床位检查，防止患者在精神症状支配下存放危险物品，导致危险行为发生。

3. 症状护理

（1）以幻觉、妄想为主要表现的患者　在幻觉妄想支配下，患者可能出现不合作、逃离医院、伤人、自伤等行为。①与患者建立良好的护患关系，并运用沟通技巧，了解患者幻觉和妄想的种类及内容；②要耐心倾听患者叙述病理思维，不要过早指明病态表现，不要争论，防止患者隐瞒病情；③不要引导患者反复重复病理体验，以免强化病理联想，使症状更加顽固；④细心观察患者的言语、表情、动作及非言语行为是否受幻觉妄想的支配，及时处理异常情况，防止发生意外。

（2）以兴奋为主要表现的患者　这些患者可能出现冲动、伤人、毁物，生活不能自理等。①掌握病情变化，不激惹患者；②运用良好的言语有效地阻止患者伤人及破坏性行为，必要时采取约束方法，帮助患者控制冲动行为。

（3）以木僵为主要表现的患者　患者精神运动抑制，生活不能自理，违拗、不合作。①主动关心照顾患者，细心观察病情变化；②针对患者丧失自理能力的情况，做好基础护理，防止躯体并发症的发生；③采取保护性医疗措施，不在患者面前谈论病情及无关的事情；④对患者态度和蔼，注意"四轻"，即关门轻、操作轻、说话轻、走路轻，减少不良刺激；⑤如患者出现蜡样屈曲症状，在完成治疗护理后应及时将患者的肢体放置于舒适的功能位置。

（4）对意志行为抑制的患者　患者多表现意志懒散，无意向要求，对任何事物都无情感反应。①针对病情特点，为患者制定长期的生活自理能力训练计划，督促患者按计划训练，以达到适应社会生活的目的；②加强基础护理，保证患者的基本需要，防止发生皮肤损害及其他意外事故。

（5）意外事件患者护理　发生自杀、出走、自伤或受伤等意外时，应立即隔离患者，配合医生实施有效的抢救措施，并应了解其原因采取针对性措施。

4. 药物治疗护理

（1）口服用药　防止患者藏药，观察用药后不良反应，如患者出现椎体外系反应、心血管反应、皮肤过敏、精神方面的症状等应与医生及时取得联系，给予对症处理。

（2）注射用药　①遇有不合作的患者需耐心解释劝说，尽量争取得到患者的配合；②准确执行医嘱，核对药物剂量；③做人工冬眠治疗时，用药后患者应卧床睡眠，减少活动，不要频繁探视，防止环境因素的干扰；④定时为治疗中的患者测量生命体征，观察用药后的情况，记录睡眠时间，记录出入量。

5. 电休克治疗的护理　详见第四章第二节电痉挛治疗与护理

6. 心理护理　根据患者入院、治疗、康复的不同阶段，与患者建立良好的护患关系，正确运用沟通技巧，提供必要的心理支持，配合医生做好支持性心理治疗和领悟治疗，鼓励其说出对疾病和有关症状的认识及感受。倾听时应对每一诉说作适当限制，不要与病人辩论。仅在适当时机（如幻觉减少或妄想动摇时），才对其病态体验提出合理解释，并随时注意其反应。指导患者多参加集体活动。

7. 康复护理

（1）入院期　针对患者新入院的特点，为患者制定住院期间的康复计划，督促、训练患者每日完成生活料理，让患者参加一般性的活动如散步、做操、听音乐等，以达到安心住院的目的。

（2）治疗期　根据病情变化，指导患者参加一些简单的工疗、娱疗，如折纸、粘贴、编织、唱歌等。转移患者的病态思维，体现患者的生命价值，增强患者治疗信心，达到辅助治疗的目的。

（3）康复期　根据患者兴趣、爱好，在护士带领下安排适当的康复活动，如书法、绘画、表演、体育比赛、手工艺制作、炊事作业及外出活动购物等，为患者回归社会打下基础。

五、护理评价

在执行护理措施后，评价每个护理目标是否实现，对部分实现或未实现的原因进行探讨，找出问题所在，重新修订护理计划或护理措施。

六、健康指导

健康教育能够帮助精神分裂症患者、家属及其他照顾者有效解决患者环境中的压力。

（一）生活指导

1. 指导患者掌握解决有关社会环境压力的方法。鼓励患者参加综合康复活动，加强工娱治疗，巩固疗效，逐步与社会现实接近，力争达到回归社会的目的。指导患者家属如何创造良好的家庭环境，改善患者在家庭中的人际关系，已婚者不宜生育子女。

2. 加强心理护理，提高患者的认识。其内容包括：①教育患者正确对待及处理生活中的事件，适应并正确处理与己有关的社会因素；②努力克服性格缺陷，保持良好的人际关系；③保持合理而有规律的生活习惯，注意劳逸结合，合理用脑及参加适当的体力劳动。

（二）疾病知识指导

1. 对患者及家属进行有关疾病的教育，使患者认识到继续维持抗精神药物治疗对防止病情复发的重要性。按时门诊复查，服从治疗，坚持服药。并对患者及家属解释药物可能出现的毒副作用，提高自我护理能力。

2. 帮助患者及家属了解病情波动、复发的早期症状，以便及早就医。同时，让患者亲属了解精神分裂病程发展及预后情况，了解患者临床治愈后可能面临的问题和困难（如经济问题、个人问题、就业问题等），为患者尽快回归社会做好准备。

复习思考

1. 精神分裂症最可能的遗传方式是（　　　）

    A. 单基因遗传   B. 多基因遗传

    C. 双基因遗传   D. 常染色体隐性遗传

    E. 常染色体显性遗传

2. 患者，女，30 岁。自述经常听到有声音对她进行辱骂，却找不到声音来源，对护士说："一定是我家邻居说我坏话，烦死我了。"此时护士的恰当反应是（　　　）

    A. 告诉患者这是精神症状，不要去理会

    B. 向患者表示相信她的叙述，护士也听到了

    C. 分析解释幻听产生的原因并让患者了解

    D. 接受患者的感受，但向其澄清没有听到声音的事实

    E. 制止患者的不当陈述并予以批评

3. 患者，女，17 岁，精神分裂症，总觉得别人都想害她，要置她于死地，拒绝进食 3 天，入睡困难，经常听到有声音劝她尽快"解脱"。下列护理诊断中，应优先处置的是（　　　）

    A. 营养失调   B. 睡眠型态紊乱

    C. 我照顾能力缺失   D. 思维过程改变

    E. 有自杀的危险

（4～5 题共用题干）

患者，男，36 岁。近几个月来出现语无伦次、行为怪异，认为"有人要害我"，即使在家里也会紧张害怕、坐立不安，与人说话时总是压低音量，不时东张西望。

4. 进行护患会谈时，患者表现极为焦虑，护士正确的做法是（　　　）

    A. 尽量压低声音与患者交谈

    B. 会谈当时做好沟通记录

    C. 以正常声调向患者解释说明他现在所处的地点，向患者保证他的安全

    D. 终止会谈

    E. 保持沉默

5. 针对患者陈述的病态观念，护士正确的反应是（　　　）

A. 倾听患者的陈述，不予评论

B. "你觉得是谁要陷害你?"

C. 制止并批评患者

D. "据我所知，没有人要害你"

E. "不会有这种事，你想得太不实际了

扫一扫，知答案

第 七 章

情感性精神障碍患者的护理

扫一扫，看课件

【学习目标】

1. 掌握情感性精神障碍的概念，躁狂症、抑郁症及双相情感障碍的临床特征、护理措施。

2. 熟悉情感性精神障碍的护理诊断及健康教育。

3. 了解情感性精神障碍的病因。

案例导入

贺先生，55 岁，教师，担任高中重点班班主任 12 年，重点学科教学 18 年，长期工作压力大，近一年来因与儿子工作和婚姻观念不合，时有发生家庭冲突，逐渐出现情绪烦躁，可因琐事与人争吵，对以往热爱的教学及其他事情都觉得厌倦、无趣，为自己的现状感到自卑，有时深夜醒来暗自落泪，有轻生的念头。贺先生意识到自己的变化，主动就诊。

请思考：1. 贺先生可能患了什么病？
2. 护士如何对贺先生进行心理干预？

第一节　概　述

情感性精神障碍又称心境障碍，是以明显而持久的心境或情感改变为主要特征，常伴有相应的思维与行为改变的一组功能性精神障碍。它包括躁狂症、抑郁症、心境恶劣和双相情感障碍。躁狂症或抑郁症是仅指有躁狂或抑郁发作，习惯上称为单相躁狂或单相抑郁。临床上单相躁狂较少见。

临床主要表现为情感高涨或低落，有反复发作的倾向，间歇期精神状态正常，抑郁发作最常见，一般预后较好，不遗留人格缺陷，但部分可有残留症状或转为慢性。首次发病年龄多在 16 ~ 25 岁之间，15 岁以前和 60 岁以后少见。

第二节 情感性精神障碍

一、病因与发病机制

情感性精神障碍的病因尚不清楚。可能的相关因素有：

(一)遗传因素

多数学者的研究表明本病有明显的家族遗传倾向。流行病学调查显示，情感障碍患者亲属患本病的概率比一般人群高 10 ~ 30 倍，血缘关系越近，患病率越高，单卵双生子比双卵双生子的患病率高。但遗传方式并不清楚。

(二)神经生化因素

大量研究结果显示，中枢神经系统去甲肾上腺素和 5 - 羟色胺递质代谢紊乱与心境障碍的发生密切相关。在 5 - 羟色胺减少的情况下，去甲肾上腺素降低，可导致抑郁症；去甲肾上腺素功能亢进导致的躁狂发作以及神经内分泌失调可能与情感性障碍的发生密切相关。

(三)心理社会因素

应激性生活事件与情感性精神障碍尤其是抑郁症的发作关系较为密切，特别是首次发作的抑郁症更为明显。重大负性生活事件如亲人亡故、意外灾害、重大经济损失、离婚、失业等是易感素质人群发病的重要因素。此外，慢性心理刺激如家庭矛盾、失业、人际纠纷、慢性疾病等也可诱发抑郁。

二、分类

根据《中国精神障碍分类与诊断标准》第三版（CCMD - 3）和美国《精神障碍诊断与统计手册》第五版（DSM - 5），将情感性精神障碍分为如下类型：

表 7 - 1　情感性精神障碍分类表

CCMD - 3	DSM - 5
躁狂发作	双相 I 型（119）
抑郁发作	双相 II 型（128）
双相障碍	环性心境障碍（135）
持续性情感障碍	物质/药物所致的双相障碍（137）
	由于其他躯体疾病所致的双相及相关障碍（140）
	其他特定的双相及相关障碍（142）
	未特定的双相及相关障碍（143）
	抑郁障碍（149）

三、临床表现

（一）躁狂状态

躁狂发作的典型症状为"三高"症状：情感高涨、思维奔逸与精神运动性兴奋。部分患者同时伴有精神病性症状如幻觉、被害妄想、关系妄想等症状。多数患者为急性起病。

1. 情感高涨 患者主观体验愉快，生活绚丽多彩，感觉良好，轻松愉快，整日兴高采烈，洋洋自得，乐观，热情，喜笑颜开。表情生动，内心体验与周围环境协调一致，具有一定的感染力，常引起周围人们的共鸣，这为躁狂症的必备症状。部分患者情绪不稳定以易激惹为主，可为小事大怒甚至冲动毁物，但通常持续时间短暂，又可转怒为喜。

2. 思绪奔逸 思维联想过程明显加快，涉及内容多而广。自觉变得聪明，大脑反应敏捷，新概念不断涌现，话多，滔滔不绝，口若悬河，高谈阔论，感到自己说话速度跟不上思维速度，可出现"音联"或"意联"，话题常"随境转移"，可出现意念飘忽。患者常有自我评价过高，表现自负，盛气凌人，严重时可出现夸大妄想、关系妄想或被害妄想，但一般持续时间不长。

3. 精神运动性兴奋 主要表现为精力旺盛、被动注意增加和对自己的行为缺乏正确判断。具体表现为患者社交活动增多，整日忙碌不停，爱管闲事，好打抱不平，为人热情，对素不相识者一见如故，好开玩笑，说俏皮话，做事虎头蛇尾，有始无终，行为轻率，有时在金钱上挥霍无度，乱购物。患者睡眠需要减少，但面无倦容，精力充沛。本能活动亢进。自知力不全或丧失。

4. 伴随症状 患者常因过度忙碌，没时间休息，对睡眠和饮食的需要减少。常出现入睡困难，但却无疲倦之感，本能意向如食欲、性欲亢进，患者会出现抢食、暴饮暴食，但因活动过多，反而体重下降，甚至衰竭，尤其是体弱、年老者。轻躁狂患者可保持一定自知力，而病重者一般自知力不完整，否认患病，也很少有躯体不适的主诉。

（二）抑郁发作

抑郁发作的典型临床表现是"三低"症状：心境或情绪低落、思维迟缓、意志活动减退，这是重度抑郁发作的典型症状，不一定所有的抑郁症患者都出现。一般抑郁发作的主要特征有：

1. 抑郁心境 超过90%的抑郁发作患者有此表现，是特征性症状。患者感到情绪低落，悲伤，无望，郁闷，兴趣索然，度日如年，痛苦难熬。患者的情绪低落可从姿态、语气、表情及衣着等表现出来。典型抑郁症的患者，其抑郁情绪有朝重夜轻的特点。还有些患者如更年期和老年患者，可在抑郁情绪的基础上出现焦虑等症状。在情感低落的影响下，患者常常自我评价过低，对任何事情也只看到消极的一面，尤其对曾经发生过的一些小事念念不忘，有自责自罪感。常觉得自己无能无用，什么事情也做不好，认为活着无意义，会成为家庭和社会的累赘，犯下了不可饶恕的大罪，有悲观厌世和自杀倾向。患者最危险的是反复出现自杀企图和自杀行为。

2. 思绪迟缓　主要表现为思维联想过程受到了抑制。患者自觉脑子反应迟钝，记忆力减退，如同机器生锈了一样转不起来。特点是主动性言语减少，声调低，语速明显减慢，回答问题费力，需等待很久，学习工作能力明显下降。

3. 意志活动减退

（1）**精力缺乏**　主动性活动明显减少，患者自觉无精打采、疲乏无力，有力不从心之感，有的患者自己感到能力不如从前，精力不如以往，因此无法胜任原先的工作，不愿见人。甚至个人生活也懒于料理，很容易做的事也觉得是负担，有些患者把这种情况归咎于自己患了某种躯体疾病。

（2）**兴趣缺乏或减少**　患者不能体验乐趣也是抑郁的特征性症状之一，患者不能从平常感兴趣的活动中获得快感，丧失了日常生活兴趣，并逐渐回避社交活动，愿独处。

（3）**抑郁性木僵**　患者动作迟缓、减少，病情严重时发展为不语不动、不吃等木僵状态。

4. 躯体症状

（1）**睡眠紊乱**　是抑郁状态最常伴随的症状之一。其中早醒是具有特征性的症状，部分患者表现为入睡困难或睡眠增多。患者清晨很早醒来，醒后不能再入睡，情绪忧郁，心中极度痛苦。

（2）**食欲紊乱**　食欲下降和体重减轻。

（3）**性功能减退**　性欲减退甚至完全丧失。

四、诊断

《美国的精神障碍诊断与统计手册》（DSM－5）将双相及相关障碍与抑郁障碍分为两章。本教材还是将其放在同一章中进行讨论。

（一）双相及相关障碍

1. 双相Ⅰ型障碍

诊断为双相Ⅰ型障碍，必须符合下列躁狂发作的诊断标准。在躁狂发作之前或之后可以有轻躁狂或重性抑郁发作。

（1）躁狂发作

1）在持续至少1周的时间内，在几乎每一天的大部分时间里（或如果有必要住院治疗，则可以是任何时长），有明显异常且持续性的高涨、扩张或心境易激惹，或异常且持续的有目标的活动增多或精力旺盛。

2）在心境紊乱、精力旺盛或活动增加的时期内，存在3项（或更多）以下症状（如果心境仅仅是易激惹，则为4项），并达到显著的程度，且表现出与平常行为相比明显的变化。

①自尊心膨胀或夸大；

②睡眠的需求减少（例如仅3小时睡眠就精神饱满）；

③比平时更健谈或有持续讲话的压力感；

④意念飘忽或主观感受到思维奔逸；

⑤自我报告或被观察到的随境转移（即注意力太容易被不重要或无关的外界刺激所吸引）；

⑥有目标的活动增多（工作或上学时的社交，或性活动）或精神运动性激越（即无目的、无目标的活动）；

⑦过度地参与那些很可能产生痛苦后果的高风险活动（例如无节制的购物，轻率的性行为，愚蠢的商业投资）。

3）这种心境障碍严重到足以导致显著的社交或职业功能的损害，或必须住院以防止伤害自己或他人，或存在精神病性特征。

4）这种发作不能归因于某种物质（例如滥用的毒品、药物、其他治疗）的生理效应或其他躯体疾病所致。

（2）重性抑郁发作

1）在同一个2周时期内，出现5项（或更多）下列症状，表现出与先前功能出现了明显的变化，其中至少1项是心境抑郁或丧失兴趣或愉悦感。

①几乎每天和每天大部分时间都心境抑郁，既可以是主观的报告（例如感到悲伤、空虚、无望），也可以是他人的观察（例如表现为流泪）；

②几乎每天和每天的大部分时间内，对于所有或几乎所有的活动兴趣或愉悦感都明显减少（既可以是主观陈述，也可以是观察所见）；

③在未节食的情况下体重明显减轻，或体重增加（例如一个月内体重变化超过原体重的5%），或几乎每天食欲都减退或增加（注：儿童则可表现为未能达到应增体重）；

④几乎每天都失眠或睡眠过多；

⑤几乎每天都精神运动性激越或迟滞（由他人看得出来，而不仅仅是主观体验到的坐立不安或变得迟钝）；

⑥几乎每天都疲劳或精力不足；

⑦几乎每天都感到自己毫无价值，或过分地、不适当地感到内疚（可以达到妄想的程度，并不仅仅是因为患病而自责或内疚）；

⑧几乎每天都存在思考能力减退或注意力不能集中，或犹豫不决（既可以是主观的陈

述，也可以是他人的观察）；

⑨反复出现死亡的想法（而不仅仅是恐惧死亡），反复出现没有具体计划的自杀意念，或有某种自杀企图，或有某种实施自杀的特定计划。

2）这些症状引起有临床意义的痛苦，或导致社交、职业或其他重要功能方面的损害。

3）这些症状不能归因于某种物质的生理效应，或其他躯体疾病所致。

注：双相Ⅰ型障碍：A. 至少一次符合了躁狂发作的诊断标准［上述躁狂发作1）~4）的诊断标准］；B. 这种躁狂和重性抑郁发作的出现不能用分裂情感性障碍、精神分裂症、精神分裂症样障碍、妄想障碍或其他特定的或未特定的精神分裂症谱系及其他精神病性障碍来更好地解释。

2. 双相Ⅱ型障碍

诊断为双相Ⅱ型障碍，必须符合下列目前或过去的轻躁狂发作和目前或过去的重性抑郁发作的诊断标准。

（1）轻躁狂发作

1）在至少连续4天的一段时间内，几乎每天和每天大部分时间，有明显异常的、持续性的高涨、扩张或心境易激惹，或异常的、持续性的活动增多或精力旺盛。

2）在心境障碍、精力旺盛或活动增加的时期内，存在3项（或更多）以下症状（如果心境仅仅是易激惹，则为4项），并持续性地表现出与平常行为相比明显的改变，且达到显著的程度。

①自尊心膨胀或夸大；

②睡眠的需求减少（例如仅仅睡了3小时，就感到休息好了）；

③比平时更健谈或有持续讲话的压力感；

④意念飘忽或主观感受到思维奔逸；

⑤自我报告或被观察到的随境转移（即注意力太容易被不重要或无关的外界刺激所吸引）；

⑥有目标的活动增多（工作或上学时的社交，或性活动）或精神运动性激越（即无目的、无目标的活动）；

⑦过度地参与那些结果痛苦的可能性高的活动（例如无节制的购物，轻率的性行为，愚蠢的商业投资）。

3）这种发作伴有明确的功能改变，个体无症状时没有这种情况。

4）这种心境障碍和功能的改变可以明显地被他人观察到。

5）这种发作没有严重到足以导致显著的社交或职业功能的损害或必须住院治疗。如果存在精神病性特征，根据定义，则为躁狂发作。

6）这种发作不能归于某种物质（例如滥用的毒品、药物或其他治疗）的生理效应。

（2）重性抑郁发作

1）在同一个 2 周时期内，出现 5 项（或更多）下列症状，表现出与先前功能相比明显的变化，其中至少 1 项是心境抑郁或丧失兴趣或愉悦感。

①几乎每天和每天大部分时间都心境抑郁，既可以是主观的报告（例如感到悲伤、空虚、无望），也可以是他人的观察（例如表现为流泪）（注：儿童和青少年，可能表现为心境易激惹）；

②几乎每天和每天的大部分时间，对于所有或几乎所有活动的兴趣或愉悦感都明显减少（既可以是主观陈述，也可以是观察所见）；

③在未节食的情况下体重明显减轻，或体重增加（例如一个月内体重变化超过原体重的 5%），或几乎每天食欲都减退或增加（注：儿童则可表现为未能达到应增体重）；

④几乎每天都失眠或睡眠过多；

⑤几乎每天都精神运动性激越或迟滞（由他人看得出来，而不仅仅是主观体验到的坐立不安或变得迟钝）；

⑥几乎每天都疲劳或精力不足；

⑦几乎每天都感到自己毫无价值，或过分的、不适当地感到内疚（可以达到妄想的程度，并不仅仅是因为患病而自责或内疚）；

⑧几乎每天都存在思考能力减退或注意力不能集中，或犹豫不决（既可以是主观的陈述，也可以是他人的观察）；

⑨反复出现死亡的想法（而不仅仅是恐惧死亡），反复出现没有特定计划的自杀意念，某种自杀企图，或有某种实施自杀的特定计划。

2）这些症状引起有临床意义的痛苦，或导致社交、职业或其他重要功能方面的损害。

3）这些症状不能归因于某种物质的生理效应，或其他躯体疾病。

3. 环性心境障碍

诊断标准：

（1）至少 2 年（儿童和青少年至少 1 年）的时间内有多次轻躁狂症状，但不符合轻躁狂发作的诊断标准，且有多次抑郁症状，但不符合重性抑郁发作的诊断标准。

（2）在上述的 2 年（儿童和青少年为 1 年）时间内，轻躁狂期和抑郁期至少有一半的时间，且个体无症状的时间每次从未超过 2 个月。

（3）从不符合重性抑郁、躁狂或轻躁狂发作的诊断标准。

（4）诊断标准（1）的症状不能用分裂情感性障碍、精神分裂症、精神分裂症样障碍、妄想障碍，或其他特定的或未特定的精神分裂症谱系及其他精神病性障碍来更好地解释。

（5）这些症状不能归因于某种物质（例如滥用的毒品、药物）的生理效应，或其他躯体疾病（例如甲状腺功能亢进）。

（6）这些症状引起有临床意义的痛苦，或导致社交、职业或其他重要功能方面的损害。

4. 物质/药物所致的双相及相关障碍

诊断标准：

（1）一种突出的持续性的心境障碍，主要临床表现为高涨、扩张或心境易激惹，伴有或不伴有抑郁心境，或对所有或几乎所有活动的兴趣或愉悦感明显减少。

（2）来自病史、躯体检查或实验室的证据显示存在下列①和②两项情况：

①诊断标准1的症状是在物质中毒或戒断中或不久后或接触某种药物之后出现。

②涉及的物质/药物能够产生诊断标准1的症状。

③这种心境障碍不能用一种非物质/药物所致的双相及相关障碍来更好地解释。独立的双相及相关障碍的证据包括：症状的发作是在开始使用物质/药物之前；在急性戒断或重度中毒结束之后，症状仍持续相当长的时间（例如约1个月）；或有其他证据表明存在一种独立的、非物质/药物所致的双相及相关障碍（例如有反复出现的与非物质/药物相类的发作的病史）。

④这种症状并非仅仅出现于谵妄的病程中。

⑤这种症状引起有临床意义的痛苦，或导致社交、职业或其他重要功能方面的损害。

5. 由于其他躯体疾病所致的双相及相关障碍

（1）主要临床表现为突出的持续性的异常的高涨、扩张或心境易激惹和异常的活动或能量增多。

（2）从病史、躯体检查或实验室发现的证据表明，该障碍是其他躯体疾病的直接病理生理性结果。

（3）这种障碍不能用其他精神障碍来更好地解释。

（4）这种障碍并非仅仅出现于谵妄的病程中。

（5）这种障碍引起有临床意义的痛苦，或导致社交、职业或其他重要功能方面的损害，或必须住院治疗以防止伤害自己或他人，或存在精神病性特征。

6. 其他特定的双相障碍

此类型适用于具备双相及相关障碍的典型症状，且引起了有临床意义的痛苦，或导致社交、职业或其他重要功能的损害，但未能完全符合双相及相关障碍类任一种疾病的诊断标准的情况。

（二）抑郁障碍

抑郁障碍包括破坏性心境失调障碍、重型抑郁障碍（包含重性抑郁发作）、持续性抑郁障碍（恶劣心境）、经前期烦躁障碍、物质/药物所致的抑郁障碍，其共同特点是存在悲哀、空虚或易激惹心境，并伴随躯体和认知改变，显著影响到个体功能。这些障碍之间的差异是病程、时间或假设的病因。

五、治疗原则

（一）躁狂发作的治疗

1. **药物治疗**　碳酸锂是治疗躁狂症的首选药物。由于锂盐的治疗指数低，治疗量和中毒量接近，故治疗期间除密切观察病情变化和治疗反应外，应对血锂浓度进行动态监测。锂盐缺乏理想疗效时，可在锂盐的基础上加用丙戊酸盐或卡马西平，如果对锂盐过敏或不能耐受锂盐治疗副作用的患者，则选用丙戊酸盐或卡马西平。

对锂盐治疗无效的患者，可选择电痉挛治疗。

2. **心理治疗**　在临床工作中心理治疗常常贯穿于整个治疗过程，较常用的有支持性心理治疗、行为疗法、认知疗法等。

（二）抑郁发作的治疗

1. **药物治疗**　治疗抑郁症发作的药物常用的有三环类和四环类抗抑郁药、单胺氧化酶抑制剂和新型抗抑郁剂。根据患者症状特点和既往治疗情况选用抗抑郁药物，主张单一用药，尽可能选用最小有效量，如疗效不佳时，应逐渐增加剂量至有效治疗量。几乎所有抗抑郁药需治疗 2 ~ 3 周才开始起效，如用药 6 ~ 8 周无效时，应考虑换药。维持治疗时间至少为 2 ~ 3 年，多次复发者主张长期维持治疗。

2. **心理治疗**　在药物治疗的同时，联合心理治疗，可取得较好的疗效。采用支持性心理治疗、认知疗法，给病人提供支持，以达到减轻或缓解症状；矫正其不良的认知偏见；改善其行为应对能力；提高其社会适应能力；改善与家人的关系及减少家庭环境对抑郁复发的影响。

3. **电痉挛治疗**　对重性抑郁伴妄想、自杀、拒绝的病人，或药物治疗疗效不佳时，可选用电痉挛治疗，由于电痉挛治疗不能预防抑郁复发，故治疗显效后，应服用抗抑郁药物或锂盐维持治疗。

（三）双相情感及心境恶劣的治疗

对双相障碍抑郁发作的患者，抗抑郁药不能防止病人从抑郁转向躁狂发作，甚至有可能促发躁狂发作，故对此类病人宜用心境稳定剂即抗躁狂药物作为预防复发的药物。心境恶劣的病人可选用抗抑郁药治疗及心理治疗。

第三节　情感性精神障碍的护理

一、护理评估

(一)评估主观资料

1. 评估患者对住院治疗的态度、社会支持系统等。

2. 借助自杀风险因素评估量表、Hamilton 抑郁量表评估患者有无自杀观念。

(二)评估客观资料

评估患者的一般状况包括进食、睡眠、情绪、性欲；体格检查；有无阳性精神症状等。

(三)相关因素

1. 个人成长发育史、既往史、生活方式、特殊嗜好、家族史、过敏史等。

2. 病前性格特征、病前生活事件、应对挫折与压力的方式及效果。

二、护理诊断

(一)躁狂发作患者的护理诊断

1. **有暴力行为的危险（对自己或他人）**　与精神运动性兴奋、易激惹等有关。

2. **营养失调**　与精神运动性兴奋及进食无规律有关。

3. **自理缺陷**　与严重的兴奋状态有关。

4. **不合作**　与自知力缺乏有关。

5. **社交障碍**　与思维过程改变有关。

6. **思维过程改变**　与不切实际的感受、不适当的应对方式有关。

7. **睡眠型态紊乱**　与精神运动性兴奋有关。

8. **个人应对无效**　与思维过程改变有关。

(二)抑郁发作患者的护理诊断

1. **有自杀自伤的危险**　与自责自罪观念和无价值感、悲观绝望情绪有关。

2. **睡眠型态紊乱**　与朝重暮轻悲观情绪而个人无力应对有关。

3. **营养失调**　与食欲下降、能量摄入不足有关。

4. **自我形象紊乱**　与悲观情绪、自责自罪观念有关。

5. **思维过程改变**　与认知活动障碍和思维联想受抑制有关。

6. **个人应对无效**　与消极的自我信念及缺乏反应的动机有关。

7. **绝望**　与自责、自罪、低自尊有关。

8. **生活自理能力下降**　与悲观情绪、懒于生活料理及不顾个人卫生有关。

(三)双相情感障碍及心境恶劣的护理诊断

参见抑郁患者的护理诊断。

三、护理目标

(一)抑郁发作的护理目标

1. 不发生自杀、自伤行为，在出现自杀念头时能主动向医务人员寻求帮助。

2. 保证患者有足够的营养及充分的睡眠。

3. 能完成个人生活自理。

4. 人际交往得到改善。

5. 能叙述疾病的相关知识，用适当的方式宣泄内心的愤怒与抑郁，恰当地表达个人需要，有适当的应对方式。

6. 患者的自我价值感提升，有正性的自我认知。

(二)躁狂发作的护理目标

1. 患者不发生伤人毁物等行为。

2. 保证足够的营养及充分的睡眠。

3. 能基本完成个人生活自理。

4. 学习躁狂发作的相关知识，能认识和分析自己的病态行为，恰当表达个人的需要，有适宜的应对方式。

5. 学会用适当的方式发泄愤怒。

6. 人际交往得到改善。

7. 认识坚持服药的重要性。

(三)双相情感障碍及心境恶劣的护理目标

参见抑郁患者的护理目标。

四、护理措施

(一)躁狂发作患者的护理

1. **安全护理**　提供安全、安静的病室环境，避免拥挤、嘈杂及强光刺激，清除所有危险品，病房内家具宜少而实用，避免患者用其当作攻击性武器。

2. **建立良好的护患关系**　护士应尊重、关心患者，态度和蔼，不用刺激性言语激惹患者，以诚恳、稳重的态度接纳患者。对患者的过激言行不争辩，但也不轻易迁就患者。不参与患者的高谈阔论，以免加重其病情。对患者的挑剔、好提意见及要求多等，应分析其合理性，对不合理要求给予适当限制，或采取拖延的策略，对合理要求给予满足或部分满足。当患者在工作人员之间搬弄是非，进行挑拨时，医护人员应团结一致，冷静处理。逐渐教会患者克服急躁情绪及处理压力的方法，鼓励患者在无法控制其行为时能积极寻求医护人员的帮助。

3. 用药护理 患者常由于自知力缺乏而拒绝服药，护士应在病情允许的情况下对患者进行健康教育，告诉其遵医嘱服药的重要性，督促患者按时服药，并密切观察患者用药后的反应，如出现副作用，应立即通知医生。

4. 饮食护理 患者精神运动性兴奋，整日忙碌不停，体力消耗大，无暇用餐，容易造成营养物质及水分的摄入不足。因此患者饮食应选择高热量、富含维生素、易消化的食物并督促其进食及饮水。对极度兴奋躁动、不能安静进餐者，应注意预防噎食的发生。

5. 清洁护理 督促、引导患者保持个人卫生，注意仪表整洁，鼓励患者进行适宜的打扮。

6. 睡眠护理 患者精力异常旺盛，活动明显增多，睡眠需要减少，体力消耗较大，故应保证患者充分的睡眠。指导患者在睡前避免喝浓茶和咖啡，不宜进行长时间谈话，可热水沐浴或遵医嘱给予安眠药物。

7. 鼓励患者参加集体活动 安排和鼓励患者参加适宜的集体活动，将过盛的精力以可接受的方式发泄出来，在活动中给予适当的鼓励和肯定。

8. 预防和处理患者的暴力行为

（1）密切观察 及时发现患者暴力行为的先兆，如紧握拳头、表情紧张、敌视、急躁、言语威胁、来回走动等。

（2）处理 将患者带到一个安静的房间，清除所有的危险品，鼓励患者用言语表达发泄其愤怒，或以适当的方式发泄其情绪，如拍打枕头、沙袋等。当患者的行为无法自控时，要以坚定的语气制止患者的行为，如无效，应采取身体约束的方式协助患者控制自己，如穿约束衣或将患者的四肢约束于床上，注意约束带的松紧度，不能伤及患者肢体。在约束期间患者常有反抗，护士应坦诚、温和、耐心地与患者交谈，告之其约束的目的。必要时遵医嘱给予患者抗精神病药物以迅速控制其症状。

9. 帮助患者管理好财务 患者由于精神运动性兴奋、夸大观念的影响，常在经济上表现为慷慨大方，随意购物或将物品馈赠他人，应帮助其管理好财物，以免造成其利益损失。

（二）抑郁发作患者的护理

1. 安全护理 病房光线应充足、明亮、减少噪音的干扰，家具应简洁，清除所有危险品，以免患者将其作为自杀工具。

2. 建立良好的护患关系 尊重、理解和支持患者，鼓励患者说出自己的想法和感受，耐心倾听，不随意打断患者，也可用沉默的方式来陪伴患者，以增加患者的安全感。

3. 密切观察病情 及早发现有自杀危险因素及自杀企图的患者。

（1）抑郁症自杀的危险因素 ①严重的抑郁情绪；②伴有自罪妄想；③家庭支持系统；④有抑郁和自杀家族史；⑤强烈的自杀观念。

（2）严密观察有无自杀迹象 ①写遗书；②整理旧物；③突然关心他人；④了断社会关系；⑤收藏药品、刀、绳等。

（3）措施 安排患者在便于观察的病室内，不能单独居住。密切观察患者表现，其活动范围应在护士的视线范围内，加强巡视。认真交接班，做好危险品的管理，若发现有危险因素或自杀迹象者应专人陪护。鼓励患者在出现自杀意念时能立即向工作人员寻求帮助。

4. 饮食护理 患者有自责、自罪、食欲减退，故常有拒食现象，护士应了解其原因，想方设法劝其吃下，对坚决拒食者必要时可鼻饲流质食物。

5. 清洁护理 耐心督促或协助患者完成个人照料，如按时洗漱、定期沐浴、理发、更衣、整理被褥，女性患者月经期的卫生料理等。护理中尽量督促患者自己完成，以免其形成依赖。对患者的进步，应及时给予表扬和鼓励。

6. 鼓励患者参加集体活动 初期宜参加简单、易完成、有趣味性的活动。最终能主动参与到集体活动中，帮助患者在集体活动中与病友友好交往，引导患者关注周围及外界事物，转移患者的注意力，使其逐渐获得自尊、自信与成就感，恢复其社会功能。

7. 睡眠护理 白天应鼓励患者下床活动，尽量不卧床。晚上临睡前禁饮浓茶、咖啡，可进食少许点心或热牛奶，热水沐浴，对失眠的患者可遵医嘱给予安眠药物。

8. 治疗护理 督促患者按时服药，严防囤积药物用以自杀。密切观察疗效及不良反应，出现副作用立即通知医生。如患者需要进行电痉挛治疗时，应做好治疗前的准备及心理护理，消除患者的紧张、恐惧情绪。治疗结束回病房后应密切观察患者意识、安全等情况，及时做好记录。

9. 心理护理 在良好的护患关系基础上，鼓励患者诉说其想法和感受，帮助其分析、认识精神症状是由于负性认知所致。充分利用支持系统，鼓励患者合理安排日常活动，做一些力所能及的事情，改善思考能力，减少疲劳感，增强自信并获得正性认知。重建或学习适应性应对方法。

（三）心境恶劣患者的护理

参见抑郁发作患者的护理。

五、护理评价

在执行护理措施后，评价每个护理目标是否实现，对部分实现或未实现的原因进行探讨，找出问题所在，重新修订护理计划或护理措施。

六、健康指导

1. 帮助患者和家属正确对待疾病，教会其认识疾病的病因、症状。

2. 指导患者了解药物的重要性，增加依从性。在医护人员的指导下合理用药，能识别药物的不良反应和掌握一些处理方法。

3. 教会患者和家属及时识别疾病的早期征兆并了解其反复发作的危害性，尽早到医院就诊。

知 识 链 接

躁狂症起病较急，抑郁症起病多缓慢。一般预后良好，少数患者迁延成慢性者，预后较差。躁狂症比抑郁症持续时间短，未经治疗的躁狂发作病程一般持续3个月左右，未经治疗的抑郁发作一般持续 6～13 个月。病情有反复发作倾向，发作次数愈多，年龄愈大，其病程持续时间愈长；治疗越早，病程缩短越显著。因此，早期发现、早期治疗具有重要意义。

复习思考

1. 情感性精神障碍一般具有（   ）

   A. 发作一次后，终生不再复发

   B. 一次发作后，永不缓解

   C. 发作一次，加重一次，残留似精神分裂症的症状

   D. 反复发作，大多数能缓解

   E. 反复发作后，从无缓解期

2. 护理抑郁症患者时应特别注意的问题是（   ）

   A. 表现昼重夜轻的症状

   B. 因抵抗力低下而引起的感染

   C. 由于食欲减退导致体重下降

   D. 由于身体不适常产生的疑病观念

   E. 悲观绝望而产生的自伤自杀行为

3. 躁狂症患者的典型表现是（   ）

   A. 幻觉、妄想、思维散漫

   B. 情感高涨、思维奔逸

C. 情感高涨、思维迟缓

D. 情感低落、思维奔逸

E. 情绪忧郁、好激惹

4. 不属于躁狂发作的临床特征是（　　）

　A. 情绪高涨，没有烦恼

　B. 思维奔逸，滔滔不绝

　C. 情绪高涨，思维迟缓

　D. 爱管闲事，打抱不平

　E. 社交活动多，行为轻浮

5. 不属于抑郁发作的临床特征是（　　）

　A. 情绪低落，闷闷不乐

　B. 思维迟缓，语速慢

　C. 自我评价低

　D. 精力旺盛，不知疲倦

　E. 终日独坐，远离朋友

扫一扫，知答案

133

第八章

神经症及分离性障碍患者的护理

扫一扫，看课件

【学习目标】

1. 掌握神经症及分离性障碍概念、分类及各分型的主要临床表现及护理措施。
2. 熟悉神经症和分离性障碍的人格特征、诊断标准及治疗要点。
3. 了解神经症及分离性障碍的病因。

案例导入

小王，男，19岁，大学生，性格内向。1年前因高考发挥失常未考入自己向往的大学，进入大学后常感心慌、焦虑、失眠，人际关系紧张。一周前在去上课途中，突然胸闷胸痛，心悸心慌，呼吸困难。病人当时极度恐惧，浑身战栗，大汗淋漓，瘫软下来大声惊叫，发作持续10分钟。事后不清楚惊慌和恐惧的原因。回寝室后精神紧张，不能入睡，担心再次发作。遂来医院就诊。

请思考：1. 小王目前属于哪种精神状态?

2. 护士如何对小王进行心理干预?

第一节 概 述

一、概念

神经症，旧称神经官能症，是一组精神障碍的总称，主要表现为焦虑、抑郁、恐惧、强迫、疑病症状或神经衰弱等症状。

二、神经症的共同特点

不同类型的神经性障碍临床表现不同。尽管其致病因素、发病机制、病程预后以及治疗方式也不尽相同，但多年来的研究发现这组疾病具有以下共同特点：

1. 疾病起病常与心理社会因素有关。

2. 病前多有一定的素质和人格基础。

3. 一般没有明显或持续的精神病性症状。

4. 未发现明确的器质性病变基础。

5. 患者在发作期均能保持较好的自知力，社会功能相对完好，但患者深刻体验到痛苦，故常有强烈求治愿望。

6. 临床症状主要表现为脑功能失调症状、情感障碍、强迫症、疑病症、分离或转换症等。

7. 一般社会适应能力良好，能从事日常工作、学习和生活，但由于症状的影响可使工作、学习效率降低，生活质量有所下降。

8. 病程大多持续迁延。

三、分类

《中国精神障碍分类与诊断标准》第3版（CCMD-3）、《美国精神障碍诊断与统计手册》第5版（DSM-V）分类对照见表8-1：

表8-1 神经症 CCMD-3 与 DSM-V 分类对照表

CCMD-3（2003 年）	常见神经症	DSM-V（2013 年）
神经症	分离性焦虑障碍	强迫及相关障碍
恐惧症（恐怖症）	选择性缄默症	强迫障碍
焦虑症	特定恐怖症	躯体变形障碍
强迫症	社交焦虑障碍（社交恐惧）	囤积障碍
躯体形式障碍	惊恐障碍	拔毛癖（拔毛障碍）
神经衰弱	广场恐怖症	抓痕（皮肤搔抓）障碍
其他或待分类的神经症	广泛性焦虑障碍	物质/药物所致的强迫及相关障碍
	物质/药物所致的焦虑障碍	由于其他躯体疾病所致的强迫及相关障碍
	由于其他躯体疾病所致的焦虑障碍	其他特定的强迫及相关障碍
	其他特定的焦虑障碍	未特定的强迫及相关障碍
	未特定的焦虑障碍	

第二节 常见神经症

一、恐惧症

恐怖性神经症简称恐惧症，是指患者对某种客体或特殊处境产生异乎寻常的恐惧和紧张不安的内心体验，并常伴有明显的焦虑和自主神经症状。患者明知这种恐惧反应是过分的、不合理的、不必要的，但仍反复出现，难以控制，以致极力回避，常影响其正常生活。

(一)病因与发病机制

1. 遗传因素 研究提示广场恐惧症可能与家族遗传有关，且与惊恐障碍存在一定联系，女性亲属的患病率较男性高。

2. 性格特征 研究发现恐惧症患者病前具有一定的人格特征，如胆小、羞怯、依赖、内向、易焦虑等。

3. 心理社会因素 在发病中起重要作用。资料显示有近 2/3 的患者都主动追溯与其发病有关的某一件事。如童年时期意外事件惊吓等可对儿童的心理发展造成不良后果而引起恐惧症。

(二)临床表现

1. 特定恐怖症 是指对存在或预期的某种特殊物体或情境而出现的不合理恐惧，并有回避行为而影响了生活或引起明显苦恼。通常患者能够认识到自己的恐惧是不合理的和过分的。常见的恐惧对象有：某些动物（如蛇、狗、猫、鼠等）、昆虫、雷电、黑暗、登高、外伤或出血、锐器以及特定疾病等。以女性多见，常起始于童年，如果不加以治疗，可持续数十年。

2. 社交恐惧症 又称社交焦虑障碍，主要表现为对一种或多种人际处境持久的强烈恐惧和回避行为。害怕处于众目睽睽的场所，害怕当众讲话或表演。在进行社交活动时会表现害羞、笨拙，局促不安，手足无措。对需要与人交往的处境感到恐怖而力求避免。常见有：对视恐惧，表现为害怕看见别人的眼睛，怕跟别人的视线相遇；赤面恐惧，表现为病人在公共场合时，担心自己将脸红而引人注目，为此感到恐惧。

3. 广场恐惧症 又称旷野恐惧症。主要是对特定的场所或环境产生恐惧并回避的神经症，是恐惧症中最常见的类型，约占 60%，女性多见。患者主要表现是不敢进入商场、剧场、车站或公共汽车等公共场合和人群聚集的地方，因为患者担心在这些场所出现无法忍受的极度焦虑，因而竭力回避这些环境，严重者甚至不敢出门。恐惧发作时还常伴有抑郁、强迫、人格解体等症状。

（三）诊断要点

依据《美国精神障碍诊断与统计手册》第 5 版（DSM－5），恐惧症的诊断标准如下：

1. 特定恐怖症

（1）对特定的事物或情况（例如飞行、高处、动物、接受注射、看见血液）产生显著的害怕或焦虑。

（2）恐惧的事物或情况几乎总是能够促发立即的害怕或焦虑。

（3）对恐惧的事物或情况主动地回避，或是带着强烈的害怕或焦虑去忍受。

（4）这种害怕或焦虑与特定事物或情况所引起的实际危险以及所处的社会文化环境不相称。

（5）这种害怕、焦虑或回避通常持续至少 6 个月。

（6）这种害怕、焦虑或回避引起有临床意义的痛苦，或导致社交、职业或其他重要功能方面的损害。

（7）这种障碍不能用其他精神障碍的症状来更好地解释。

2. 社交恐惧症

（1）个体由于面对可能被他人审视的一种或多种社交情况时而产生显著的害怕或焦虑。例如，社交互动（对话、会见陌生人），被观看（吃、喝的时候），以及在他人面前表演（演讲时）。

（2）个体害怕自己的言行或呈现的焦虑症状会导致负性的评价（即被羞辱或尴尬导致被拒绝或冒犯他人）。

（3）社交情况几乎总是能够促发害怕或焦虑。

（4）主动回避社交情况，或是带着强烈的害怕或焦虑去忍受。

（5）这种害怕或焦虑与社交情况和社会文化环境所造成的实际威胁不相称。

（6）这种害怕、焦虑或回避引起有临床意义的痛苦，或导致社交、职业或其他重要功能方面的损害。

（7）这种害怕、焦虑或回避不能归因于某种物质（例如滥用的毒品、药物）的生理效应，或其他躯体疾病。

（8）这种害怕、焦虑或回避不能用其他精神障碍的症状来更好地解释（例如惊恐障碍、躯体变形障碍或孤独症谱系障碍）。

（9）如果其他躯体疾病（例如帕金森病、肥胖症、烧伤或外伤造成的畸形）存在，则这种害怕、焦虑或回避是明确与其不相关或过度。

3. 广场恐怖症

（1）对下列 5 种情况中的两种及以上感到显著的恐惧或焦虑：

①乘坐公共交通工具（例如汽车、公共汽车、火车、轮船或飞机）；

②处于开放的空间（例如停车场、集市或桥梁）；

③处于密闭的空间（例如商店、剧院或电影院）；

④排队或处于拥挤人群之中；

⑤独自离家。

（2）个体恐惧或回避这些情况是因为想到一旦出现惊恐样症状或其他失去功能或窘迫的症状（例如老年人害怕摔倒，害怕大小便失禁）时害怕难以逃离或得不到帮助。

（3）广场恐惧情况几乎总是促发害怕或焦虑。

（4）个体总是主动回避广场恐惧情况，需要人陪伴或带着强烈的害怕或焦虑忍受。

（5）这种害怕或焦虑与广场恐惧情况和社会文化环境所造成的实际危险不相称。

（6）这种害怕、焦虑或回避通常持续至少6个月。

（7）这种害怕、焦虑或回避引起有临床意义的痛苦，或导致社交、职业或其他重要能力方面的损害。

（8）即使有其他躯体疾病（例如炎症性肠病、帕金森病）存在，这种害怕、焦虑回避也是明显过度的。

（9）这种害怕、焦虑或回避不能用其他精神障碍的症状来更好地解释。

（四）治疗

1. 心理治疗　各种恐怖性焦虑障碍患者都应从心理上给予支持和鼓励，增强治疗疾病的信心。其中，行为疗法是治疗恐怖性焦虑障碍的首选方法。系统脱敏疗法、暴露冲击疗法对恐怖症治疗效果良好。可以个别治疗，也可以集体治疗。心理治疗的基本原则为：消除恐惧对象与焦虑恐惧反应的条件性练习以及对抗回避反应。

2. 药物治疗　药物对单纯恐惧一般无效，苯二氮䓬类可暂时缓解单纯恐惧；SSRI类的氟西汀、舍曲林等可部分缓解恐怖症状；三环类抗抑郁剂米帕明和氯米帕明、单胺氧化酶抑制剂吗氯贝胺等对社交恐惧有一定效果。

二、焦虑症

焦虑性神经症简称焦虑症，是一组以广泛和持久性焦虑或反复发作的惊恐不安为主要临床特征的神经症性障碍。常伴有自主神经功能紊乱和运动性不安。患者的焦虑紧张并非由实际的威胁所致，其紧张焦虑的程度与现实情况不相称。临床分为惊恐发作和广泛性焦虑。

（一）病因与发病机制

1. 遗传因素　本病的遗传度约为30%。其中惊恐发作的遗传效应较广泛性焦虑更为明显，惊恐发作者一级亲属中约有15%患有此类神经症，为一般居民的10倍。而广泛性焦虑者一级亲属中发病概率并不增高。

2. 生化因素 苯二氮䓬类药物常用于治疗焦虑症并取得良好的效果，提示脑内苯二氮䓬受体系统异常可能为焦虑的生物基础。

3. 心理社会因素 是本病发生的诱发因素，而非特异性因素。弗洛伊德认为焦虑是一种生理的紧张状态。认知理论则认为焦虑是面临危险的一种反应，信息加工的持久歪曲导致对危险的误解和焦虑体验。

（二）临床表现

焦虑症主要临床表现为焦虑的情感体验、自主神经功能紊乱和运动性不安。临床常见以下两种形式：

1. 惊恐障碍 又称急性焦虑障碍。其特点是反复突然性的发作，反应程度强烈，患者体会到濒临灾难性结局的恐惧或失控感，焦虑、紧张十分明显。典型表现是患者突然惊恐万状，好像死亡将至，或即将失去理智，奔走、惊叫、四处呼救。同时伴严重自主神经功能紊乱的表现，如胸闷、胸痛、心跳加快、呼吸困难或窒息感、多汗、面部潮红或苍白等。每次发作持续时间较短，一般为 10～20 分钟，很少超过 1 小时即可自行缓解，但可反复发作。

2. 广泛性焦虑障碍 广泛性焦虑障碍的基本特征为经常或持续存在的无明确对象或固定内容的恐惧、烦恼、紧张不安。起病缓慢，病程可迁延数年，期间焦虑情绪可有波动。具体表现有：①精神性焦虑：精神上的过度担心是焦虑的核心症状；②躯体性焦虑：主要表现为运动不安与肌肉紧张；③自主神经功能紊乱：主要表现为口干、出汗、心悸、胸闷气急、尿频、尿急、腹泻或便秘等症状。

（三）诊断要点

依据《美国精神障碍诊断与统计手册》第 5 版（DSM－5），焦虑症的诊断标准如下：

1. 惊恐障碍

（1）反复出现不可预期的惊恐发作。一次惊恐发作是突然发生的强烈的害怕或强烈的不适感，并在几分钟内达到高峰，发作期间出现下列 4 项及以上症状（这种突然发生的惊恐可以出现在平静状态或焦虑状态）：

①心悸、心慌或心率加速；

②出汗；

③震颤或发抖；

④气短或窒息感；

⑤哽噎感；

⑥胸痛或胸部不适；

⑦恶心或腹部不适；

⑧感到头昏、脚步不稳、头重脚轻或昏厥；

⑨发冷或发热感；

⑩感觉异常（麻木或针刺感）；

⑪现实解体（感觉不真实）或人格解体（感觉脱离了自己）；

⑫害怕失去控制或"发疯"；

⑬濒死感。

（2）至少在1次发作后出现下列症状中的1~2种，且持续1个月或更长时间。

①持续地担忧或担心再次的惊恐发作或其结果（例如失去控制、心脏病发作"发疯"）；

②在与惊恐发作相关的行为方面出现显著的不良变化（例如设计某些行为以回避惊恐发作，如回避锻炼或回避不熟悉的情况）；

③这种障碍不能归因于某种物质（例如滥用的毒品、药物）的生理效应，或其他躯体疾病（例如甲状腺功能亢进、心肺疾病）；

④这种障碍不能用其他精神障碍来更好地解释。

2. 广泛性焦虑障碍

（1）在至少6个月的多数日子里，对于诸多事件或活动（例如工作或学校表现）表现出过分的焦虑和担心（焦虑性期待）。

（2）个体难以控制这种担心。

（3）这种焦虑和担心与下列6种症状中至少3种有关（在过去6个月中，至少一些症状在多数日子里存在）。

①坐立不安或感到激动或紧张；

②容易疲倦；

③注意力难以集中或头脑一片空白；

④易激惹；

⑤肌肉紧张；

⑥睡眠障碍（难以入睡或保持睡眠状态，或休息不充分的、质量不满意的睡眠）。

（4）这种焦虑、担心或躯体症状引起有临床意义的痛苦，或导致社交职业或其他重要功能方面的损害。

（5）这种障碍不能归因于某种物质（例如滥用的毒品、药物）的生理效应，或其他躯体疾病（例如甲状腺功能亢进）。

（6）这种障碍不能用其他精神障碍来更好地解释。

（四）治疗

1. 心理治疗 最常用于广泛性焦虑障碍患者的认知治疗、行为治疗或认知 - 行为治疗。焦虑患者的个性特征常表现为对现实不满意，对人生期望过高，对疾病的性质认识不清，凡事往坏处想，总担心结局不妙，长期处于一种高度警觉状态之中，并会产生一些歪曲的认知，是造成疾病迁延不愈的原因之一。同时，患者往往有焦虑引起的肌肉紧张、自主神经功能紊乱引起的心血管系统与消化系统症状。因此，应用认知方法改变患者对疾病性质的不合理和歪曲的认知，运用行为治疗如放松训练、系统脱敏等处理焦虑引起的躯体症状，往往可收到事半功倍之效。

2. 药物治疗 广泛性焦虑多选用中、长程作用的苯二氮䓬类药物。三环类抗抑郁药如丙米嗪、阿米替林等对广泛性焦虑有较好疗效。临床上运用时，多采用早期将苯二氮䓬类药物与三环类或选择性 5 - 羟色胺再摄取抑制剂药物合用，然后逐渐停用苯二氮䓬类药物。很少单独将苯二氮䓬类药物作为一种长期的治疗手段，以防依赖。

三、强迫症

强迫症是以强迫观念和强迫行为为主要临床表现的一种神经症。其特点是患者体验到冲动或观念系来自于自我，意识到强迫症状是异常、不必要、不合理的，但又无法摆脱，自我强迫与反强迫同时存在，二者的尖锐冲突使患者焦虑和痛苦。

（一）病因与发病机制

目前病因与发病机制未明，遗传因素、强迫性性格特征及心理社会因素均在强迫症发病中起作用。

1. 遗传因素 患者近亲中的患病率高于一般居民。患者父母中本症的患病率为 5% ~ 7%。双生子调查结果也支持强迫症与遗传有关。

2. 性格特征 1/3 强迫症患者病前具有一定程度的强迫人格，其同胞、父母和子女也多有强迫性人格特点。其特征为拘谨、犹豫、节俭、谨慎细心、过分注意细节、好思索、要求十全十美，但又过于刻板和缺乏灵活性等。

3. 心理社会因素 强迫症的发生与心理社会因素有一定的关系。凡能造成长期身心疲劳、思想紧张、焦虑不安的社会心理因素或遭受沉重精神打击的意外事故均是强迫症的诱发因素。

（二）临床表现

强迫症的临床表现多样。临床基本症状为强迫观念和强迫行为，多数患者有多种强迫观念和强迫动作。以强迫观念最多见，强迫行为是对强迫观念的典型反应。

1. 强迫观念

（1）强迫怀疑 患者对自己言行的可靠性反复产生怀疑，需要反复检查、核对，明知毫无必要，但又不能摆脱。

（2）强迫性穷思竭虑 患者对日常生活中的一些事情或自然现象，寻根究底，反复思索，明知缺乏现实意义，没有必要，但又不能自我控制。

（3）强迫联想　患者脑子里出现一个观念或看到一句话，便不由自主地联想起另一个观念或语句。

（4）强迫表象　在头脑里反复出现生动的视觉体验（表象），常具有令人厌恶的性质，无法摆脱。

（5）强迫回忆　患者经历过的事件，不由自主地在意识中反复呈现，无法摆脱，感到苦恼。

（6）强迫意向　患者反复体验到想要做某种违背自己意愿的动作或行为的强烈内心冲动。

2. 强迫行为

（1）强迫性仪式动作　通常是为了对抗某些强迫观念而产生的。如患者出门时，必先向前走两步，再后退一步，然后再出门，否则患者便感到紧张不安。明知不合理，但又不得不做。

（2）强迫检查　多为减轻强迫怀疑引起的焦虑而采取的措施。常表现为反复检查门窗、煤气是否关好，电插头是否拔掉等。

（3）强迫洗涤　反复洗手、洗衣物、消毒家具等。

（4）强迫计数　病人遇到某些能计数的物体时，出现无法克制的计数行为。

（5）强迫询问　反复询问他人，以获得解释与保证。

3. 回避行为

回避可能是强迫障碍最突出的症状，患者回避触发强迫观念和强迫行为的各种情境，在疾病严重时回避可能成为最受关注的症状，而在治疗过程中，随着回避行为的减少，强迫行为可能增加。

（三）诊断要点

依据《美国精神障碍诊断与统计手册》第5版（DSM-5），强迫症的诊断标准如下：

1. 具有强迫思维、强迫行为，或两者皆有。

强迫思维被定义为：

（1）在该障碍的某些时间段内，感受到反复的、持续性的、侵入性的和不必要的想法、冲动或表象，大多数个体会引起显著的焦虑或痛苦。

（2）个体试图忽略或压抑此类想法、冲动或表象，或用其他一些想法和行为来中和它们（例如通过某种强迫行为）。

强迫行为被定义为：

（1）重复行为（例如洗手、排序、核对）或精神活动（例如祈祷、计数、反复默诵字词）。个体感到重复行为或精神活动是作为应对强迫思维或根据必须严格执行的规则而被迫执行的。

（2）重复行为或精神活动的目的是防止或减少焦虑或痛苦，或防止某些可怕的事件或情况；然而，这些重复行为或精神活动与所设计的中和或预防的事件或情况缺乏现实的连接，或者明显是过度的。

2. 强迫思维或强迫行为是耗时的（例如每天消耗 1 小时以上），或这些症状引起具有临床意义的痛苦，或导致社交、职业或其他重要功能方面的损害。

3. 此强迫症状不能归因于某种物质（例如滥用的毒品、药物）的生理效应或其他躯体疾病。

4. 该障碍不能用其他精神障碍的症状来更好地解释。

（四）治疗

1. 药物治疗　抗强迫作用的主要药物有三环类抗抑郁药物，以氯米帕明最为常用。症状明显改善至少需持续治疗 8 周。SSRI 类的氟西汀、帕罗西汀等也可用于治疗强迫症，效果与三环类相似，但副作用较少。强迫症伴有严重焦虑情绪者可合并使用苯二氮䓬类药物，如氯硝西泮。难治性强迫症，可合用卡马西平或丙戊酸钠等心境稳定剂，有一定疗效。以强迫观念为主者药物治疗的效果好。

2. 心理治疗　认知行为疗法是治疗强迫性障碍最有效的心理治疗方法。认知行为疗法主要运用暴露疗法和反应预防。暴露疗法的目的是为了减轻强迫症状伴随的焦虑，反应预防的目的在于减少仪式动作和强迫思维出现的频度。暴露是逐步的，可逐渐减少患者重复行为的次数和时间。有效的暴露疗法和反应预防一般需要 12 次会谈和长时间的家庭作业。

第三节　分离（转换）性障碍

分离（转换）性障碍，源于早期的歇斯底里，在中国译为癔症，是由于明显的心理因素，如生活事件、内心冲突或强烈的情绪体验，暗示或自我暗示作用于易感个体引起的一组病症。患病率报道不一，多发于 15～59 岁人群，有明显的性别差异，女性发病远高于男性。

一、病因

分离性障碍的发生与遗传因素、个性特征有关，可概括为：在某种性格基础上，因精神受到刺激而发病，亦可在躯体疾病基础上发病。

（一）遗传因素

国外资料表明分离性障碍患者的近亲中本症发生率为 1.7%～7.3%，较一般居民高。女性一级亲属中发生率为 20%。我国福建地区报道患者具有阳性家族史者占 24%。提示遗传因素对部分患者来说比精神因素更为重要。

(二)性格特征

1. 高度情感性 平时情绪偏向幼稚、易波动、任性、急躁易怒、敏感多疑，常因微小琐事而发脾气或哭泣。情感反应过分强烈，易从一个极端转向另一个极端，往往带有夸张和戏剧性色彩，对人对事也易感情用事。

2. 高度暗示性 指患者很轻易地接受周围人的言语、行动、态度等影响，并产生相应的联想和反应时称暗示；当自身的某些感觉不适产生某种相应的联想和反应时称自我暗示。暗示性取决于病人的情感倾向，如对某件事或某个人具有情感倾向性，则易受暗示。

3. 高度自我显示性 具有自我中心倾向，往往过分夸耀和显示自己，喜欢成为大家注意的中心。病后主要表现为夸大症状，祈求同情。

4. 丰富幻想性 富于幻想，其幻想内容生动，在强烈情感影响下易把现实与幻想相互混淆，给人以说谎的印象。

上述四点突出而典型者称分离性障碍病态人格。性格特征于病后显得更加突出。

(三)精神因素

一般多由急性精神创伤性刺激引起，亦可由持久的难以解决的人际矛盾或内心痛苦引起。尤其是气愤与悲哀不能发泄时，常导致疾病的突然发生。一般说来，精神症状常常由明显而强烈的情感因素引起，躯体症状多由暗示或自我暗示引起，首次发病的精神因素常决定以后发病的形式、症状特点、病程和转归。再发时精神刺激强度虽不大，甚至客观上无明显原因，因触景生情，由联想激起与初次发病时同样强烈的情感体验和反应，而出现模式相似的症状表现。

(四)躯体因素

在某些躯体疾病或躯体状况不佳时，由于能引起大脑皮层功能减弱而成为本病的发病条件。如颅脑外伤、急性发热性疾病、妊娠期或月经期等。

二、临床表现

起病较急，临床表现多样化，主要表现为分离症状和转换症状。多数在精神因素的促发下急性起病，并迅速发展到严重阶段。

(一)分离障碍（癔症性精神障碍）

患者表现出来的症状可能是其关系密切的亲友所患躯体疾病或精神障碍的类似症状，少数人的症状形成反复再现的模式。主要表现为发作性意识障碍、具有发泄特点的急剧情感暴发、癔症性痴呆、选择性遗忘或自我身份识别障碍，癔症性精神病等。反复发作者常可通过回忆和联想与以往心理创伤有关的情境而发病。

1. 分离性遗忘 指对过去某一段时间的生活经历有部分或完全遗忘。患者突然表现出对自己的姓名、年龄，以及亲人名字全部遗忘，不认得自己的父母、亲戚、朋友。但他们的一些基本生活习惯和技能，如阅读、说话能力或其他方面的技能等仍保持完好。常见有以下四种类型：①局限性遗忘：最常见，是指将发生在特定时间段里的所有事情都忘了；②选择性遗忘：将发生在特定时间里的某些特定事情忘记了，而不是所有的事情；③广泛性遗忘，忘记了个人所有过去的生活，很少见；④系统性遗忘：只忘记特定类型的信息。

2. 分离性神游症 患者在觉醒状态，突然离家或离开工作场所，进行表面看来是有目的的旅行。此时患者意识范围缩小，可有自我身份识别障碍，但保留自我照顾能力，并能与他人进行简单的社会交往，事后有遗忘。

3. 分离性身份识别障碍 此症属急性起病的一过性精神障碍。表现对自己原来的身份不能识别，以另一种身份进行社会活动，当一种身份出现时，另一种身份则被忘记。开始时常很突然，与创伤性事件密切相关。以后，一般只在遇到应激性事件，或者接受放松、催眠或宣泄等治疗时，才发生转换，此时患者对周围环境缺乏充分觉察。

4. 分离（转换）障碍性精神病 受到严重心理创伤后突然发病，主要表现为明显的行为紊乱、哭笑无常、表演性矫饰动作、幼稚与混乱的行为、短暂的幻觉、妄想和思维障碍及人格解体等。症状多变，内容多与精神创伤有关，富于情感色彩。多见于女性，病程很少超过3周，呈发作性，时而清醒，时而不清，间隙期如常人，自知力存在。

5. 分离性恍惚状态和附体状态 恍惚状态表现为明显的意识范围缩小，处于自我封闭状态，注意和意识活动局限于当前环境的一两个方面，只对环境中个别刺激产生反应。附体状态是一种自我意识障碍，患者自称被神鬼或已故之人等附体，患者以这些附体者身份及口吻说话，声调特殊，其内容与情感体验有关。

6. 分离性木僵状态 多在精神创伤之后出现或由创伤体验触发，患者在相当长的时间维持固定姿势，四肢发硬，僵卧于床，没有言语和随意动作，对声光和疼痛刺激无反应。强行张开其眼睑，可见眼球运动，或双目紧闭，有意回避医师检查。

7. 其他

（1）情感爆发 常在与人争吵、情绪激动时突然发作，表现为尽情发泄、哭叫不休、捶胸顿足、撞头打滚，具有尽情发泄内心愤懑情绪的特点。多人围观时发作尤其剧烈，一般数十分钟可安静，事后有部分遗忘。

（2）假性痴呆 患者在心理创伤之后突然出现严重智力障碍，对自身状况或最简单的问题，不能正确回答或给予近似回答，但无脑器质性病变或其他精神病存在。表现为Ganser综合征或童样痴呆。

（二）转换障碍（癔症性躯体障碍）

包括运动障碍、感觉障碍和躯体化症状，查体、神经系统检查及实验室检查，均无相应的器质性损害，但患者的表现似乎确实患了躯体疾病。除了运动或感觉的损害这一核心表现外，还有数量不等的寻求被人注意的行为。

1. 运动障碍

（1）癔症性瘫痪　可表现为偏瘫、截瘫或单瘫。常有明显的躯体诱因，如外伤、术后、躯体疾病后等。瘫痪程度或轻或重，轻者可活动但无力，重者则完全不能活动。瘫痪呈弛缓性，但被动活动时常有明显抵抗，而查体无神经系统器质性损害，除慢性病例，一般无废用性肌萎缩。

（2）肢体震颤、抽动和肌阵挛　表现为肢体粗大颤动，或不规则抽动。肌阵挛则为一群肌肉的快速抽动，类似舞蹈样动作。

（3）起立不能、步行不能　患者双下肢可以活动，但不能站立和行走，或双足并立呈雀跃般行走，扶起患者后如无支撑则向一边倾倒。

（4）失音症或缄默症　患者无唇、舌、腭或声带等发音器官的任何器质性病变，但想说话却发不出声或用极低而嘶哑的发音交谈，称失音症。如不用言语回答问题，而是用手势或书写表达意思，进行交谈，称缄默症。

2. 痉挛障碍　常因心理因素或受到暗示突然发作，表现为缓慢倒地，全身僵直或角弓反张。有时肢体呈不规则抖动、呼吸急促、呼之不应。发作时一般无咬伤唇舌，无跌伤，无大小便失禁。发作一般历时数十分钟，随周围的暗示而变化，发作结束后昏睡或双眼紧闭，发作可一日多次。

3. 感觉障碍　①感觉过敏，表现为某部皮肤对触觉特别敏感，实际并无神经病变；②感觉缺失，表现为局部或全身皮肤感觉缺失，可为半身痛觉消失，或呈手套、袜套型感觉丧失，其范围与神经分布不一致；③癔症性视觉障碍，可表现为弱视、失明、管视、同心性视野缩小、单眼复视等，一般突然发生，可经治疗突然完全恢复正常；④癔症性听觉障碍，多表现听力突然丧失，但听觉诱发电位正常；⑤癔症球，患者常感到咽部有异物感或梗阻感，而咽喉部检查无异常。

三、诊断要点

依据《美国精神障碍诊断与统计手册》第5版（DSM－5），分离性障碍的诊断标准为：

（一）分离性身份障碍

1. 存在两个或更多以截然不同的人格状态为特征的身份瓦解，这可能在某些文化中被描述为一种附体体验。身份的瓦解涉及明显的自我感和自我控制感的中断，伴随与情感、行为、意识、记忆、感知、认知和/或感觉运动功能相关的改变。这些体征和症状可以被他人观察到或由个体报告。

2. 回忆日常事件、重要的个人信息和/或创伤事件时，存在反复的空隙，它们与普通的健忘不一致。

3. 这些症状引起有临床意义的痛苦，或导致社交、职业或其他重要功能方面的损害。

4. 该障碍并非一个广义的可接受的文化或宗教实践的一部分。

5. 这些症状不能归因于某种物质的生理效应。

（二）分离性遗忘

1. 不能回忆起重要的个人信息，通常具有创伤或应激性质，且与普通的健忘不一致。

2. 这些症状引起有临床意义的痛苦，或导致社交、职业或其他重要功能方面的损害。

3. 这些症状不能归因于某种物质（例如酒精或其他滥用的毒品、药物）的生理效应或神经系统或其他躯体疾病（例如复杂部分性发作、短暂性全面性遗忘症、闭合性头部损伤/创伤性脑损伤后遗症、其他神经系统疾病）。

4. 该障碍不能用分离性身份障碍、创伤后应激障碍、急性应激障碍、躯体症状障碍，或轻、重度的神经认知障碍来更好地解释。

四、治疗

1. **精神治疗** 由于患者求治心切，所以一般的支持性心理治疗常不奏效，通常以暗示或疏泄治疗为主。当症状缓解后，应及时向患者说明疾病的本质，消除顾虑，增加治疗信心，并应指出其性格缺陷与发病的关系，帮助患者找出防治方法等。

2. **药物治疗** 情感暴发可一次予以足够剂量的镇静剂；痉挛发作常结合言语性暗示，静脉注射10%葡萄糖酸钙；精神症状明显时选用相应的抗精神病药物治疗。

3. **其他治疗** 针刺与电刺激治疗适用于分离性障碍病人出现瘫痪或感觉障碍等躯体症状；症状缓解后，除心理支持治疗外，对残存症状应予以对症处理。

第四节 神经症及分离性障碍的护理

一、恐惧症患者的护理

（一）护理评估

1. **主观资料** 评估病人恐怖情绪的严重程度、好发及持续的时间和范围，回避行为的表现，病人对问题行为的个人感受。

2. **客观资料**　评估病人的容貌、仪表、行为是否与病人的年龄、文化背景及职业相符。是否有相应的生理改变，如心悸、血压上升、呼吸急促、皮肤潮红或苍白、出汗、肌肉紧张、易疲劳、恶心和厌食等。

3. **相关因素**　评估导致病人恐惧症的原因，恐怖情绪形成的条件反射。

（二）护理诊断

1. **恐惧**　与预期恐怖、自主神经症状有关。

2. **社交障碍**　与恐怖情绪及回避行为有关。

（三）护理目标

1. 病人能降低回避行为发生的频率。

2. 恐怖情绪反应和自主神经症状得到有效的控制，心理上的舒适感增加。

（四）护理措施

1. 指导病人继续从事正常的工作、学习和生活，并建议病人从事一些感兴趣的活动，以转移病人注意力，降低恐怖情绪发生的强度、频率和预期恐怖的发生。

2. 对辅以药物治疗的患者，应同时对其说明自主神经症状是功能性的而非器质性的，药物可减轻因自主神经症状给病人带来的不适的心理感受。

3. 患者描述的症状及行为，应采取接纳的态度，对病人不舒适的心理感受给予充分的理解，不可指责病人，不能简单地用说教来达到矫正病人不恰当恐怖情绪反应的目的。

（五）健康教育

1. **患者**　向患者讲解恐惧症不是器质性的，是由于童年时期潜意识中的心理矛盾冲突造成的，或是由于某些无关的事物或情境与令人恐怖的刺激多次重叠出现，形成条件反射的结果，经过恰当的治疗是可以治愈的。

2. **家属**　向家属讲解相关知识，让其认识疾病的性质、形成原因，建立正确的就医观念。帮助病人合理地安排工作、学习和生活，培养生活的兴趣和乐趣。对病人所出现的恐怖情绪及症状不过分关注，减少对病人的消极暗示。

二、焦虑症患者的护理

（一）护理评估

1. **主观资料**　评估病人焦虑情绪的好发时间、强度，是否有生理性焦虑症状及病人对焦虑的预期恐怖。

2. **客观资料**　评估是否有相应的生理改变。评估病人的面部表情，行为表现，谈话方式，情绪表现。

3. **相关因素**　评估亲属中有无焦虑性神经症病人，发病前有无生活事件影响及好发的环境。

（二）护理诊断

1. **焦虑** 与疑病观念、担心再次发作有关。

2. **恐惧** 与惊恐发作有关。

（三）护理目标

病人最大限度地减少惊恐障碍的发作次数，减少对焦虑症状预期恐怖，心理和生理上的舒适感增加。

（四）护理措施

1. 指导病人做感兴趣的活动以转移其注意力，降低病人对症状过分的自我关注和预期恐怖，兴趣活动本身也会增加病人舒适的感受。

2. 鼓励病人倾诉焦虑情绪的内心感受和体验，护士应对此表示接纳、认可和理解，这样可使病人做到有效的情感释放。

3. 遵医嘱给予抗焦虑药，指导病人按时按量服药。同时注意观察药物副反应，并做好相应解释工作。

4. 教导患者学会使用放松技术，督导其进行放松调试。

5. 做好失眠患者的观察护理，尽量满足其合理需求，必要时遵医嘱使用药物帮助其渡过难关。

（五）健康教育

向病人及家属进行焦虑症的知识宣传，让其知道焦虑症状是功能性的而非器质性的，焦虑症状的发生是由于病人过分的自我关注和预期恐怖造成的，指导病人及家属正确对待焦虑症状，采取顺其自然的态度。同时指导病人在接受治疗期间从事正常工作学习和生活的重要性，培养生活乐趣和兴趣，建立恰当的生活方式，树立正确的就医观念。

三、强迫症患者的护理

（一）护理评估

1. 主观资料

（1）评估患者病前性格，处事特点是否有仔细、谨慎、优柔寡断、凡事要求完美。

（2）评估患者病前有无重大生活事件。

（3）评估患者家庭环境及教育方式。

（4）评估患者社会支持系统，家属对患者强迫症状的看法，对患者的影响程度。

（5）评估患者对强迫症状的情绪和态度，有无焦虑、自卑、冲动，要求治疗的程度。

2. 客观资料

（1）评估患者强迫症状出现的诱发因素、症状的内容、持续时间、对躯体有无伤害。

（2）评估患者生命体征、皮肤情况（有无外伤）、睡眠情况。

（3）评估患者进食及排泄情况、生活自理能力、洗涤时间有无改变等。

（二）护理诊断

焦虑与强迫观念和强迫动作有关

（三）护理目标

病人能最大限度地降低强迫观念和强迫动作发生的频率，减轻因强迫观念或动作而产生的矛盾和痛苦的内心体验，增加心理上的舒适感。

（四）护理措施

1. 做好患者的支持性的心理护理和心理咨询工作。

2. 做好领悟性治疗、放松治疗及护理。

3. 适当控制强迫动作，给予行为治疗和护理，树立正确或适宜的态度和行为。

4. 严密观察病情变化及药物不良反应。

四、分离（转换）性障碍患者的护理

（一）护理评估

1. 症状的评估 评估患者发作时的症状特点、类型、频度、严重程度等。

2. 人格特点的评估 评估患者的性格特点。了解其人际关系的情况、处事作风、情绪反应类型、对刺激的应对方式及适应能力、易受暗示的程度、情感反应的特点等。

3. 心理社会因素的评估 对患者在发病前的不良刺激和刺激程度与疾病发生的相互关系做认真的评估。分析刺激是来自生活事件，还是来自病人自身的内心冲突，或是源于人格方面的易感素质等。

（二）护理诊断

1. 有暴力行为的危险（对自己和他人） 与发作时意识活动范围狭窄有关。

2. 有受伤的危险 与漫游时意识障碍、震颤、抽动和阵挛有关。

3. 营养失调 与分离性障碍病人出现瘫痪症状有关。

4. 记忆受损 与分离性遗忘有关。

（三）护理目标

1. 患者在医院时保证其安全，不发生自伤和伤人行为。

2. 通过支持疗法，能获取正常生理需要量，摄入足够的水分及热量。

3. 在治疗措施影响下，能与医护人员和家属进行适度有效的沟通。

4. 在心理治疗影响下，保持正常的记忆能力。

（四）护理措施

1. 安全护理 如患者突然情感暴发，护士保持镇定的情绪，维护好病人及周围环境的安静是首要的工作。与患者接触时避免用过激的言辞刺激或过分地关注，语言既要有威慑力让患者听从，明白自己行为的错误之处，又不对其心理构成恶性刺激。对极度兴奋、躁动、强烈的情绪反应的患者要严密监护，遵医嘱给予镇静药，不在患者居住的房间内放置危险物品，消除安全隐患。住院患者要限定其活动范围，严格控制探视，尤其是要限制可能会对患者构成不良刺激的有关人员的探视，以利于病情的尽快康复。

2. 症状护理

（1）癔症性瘫痪 每日做皮肤受压部位的按摩护理，防止褥疮的发生。为患者提供高纤维素类的食物，每日做腹部按摩，给患者多饮水，防止便秘。若已发生便秘，遵医嘱使用缓泻剂或灌肠，以防肠梗阻。每晚为病人冲洗会阴，防止尿路感染。帮助患者定期训练肢体的功能活动，鼓励下床走动，防止肌肉萎缩。

（2）分离性漫游 无论对院外或是住院的患者，最好能做到有专人看护。不让患者独居一室，晚上房门要上锁。为患者佩戴可以表明身份的证件，以防走失后意外发生。

3. 心理护理 心理护理是主要的护理措施之一。其中，尤为重要的是要掌握和使用各种暗示方法和技巧协助医生，帮助病人。采用支持心理治疗方法，调动病人的积极性，激发其对生活的热情，坚定病人战胜疾病的信心。

4. 治疗护理 掌握运用药物、催眠、结合良性语言暗示的方法和技巧协助医生。

（五）健康教育

给病人及家属讲解疾病基本知识，了解本病症的性质、发生发展规律及预后，减轻病人和家属的恐惧、焦虑情绪。告诉病人只要配合治疗是完全可以治愈的，以坚定病人战胜疾病的信心，赢得病人的合作。帮助病人充分认识自己，挖掘出自身性格上的弱点及与疾病的关系。教会病人及家属一些科学的、适用的方法完善性格，处理紧张的人际关系，调整不良的情绪，增强心理承受能力。帮助病人获得较完善的人格，增强精神免疫力，赢得良好的周围支持系统的帮助。

复习思考

1. 患者，女，43岁。以广泛性焦虑障碍入院，广泛性焦虑障碍的症状不包括（　　）

    A. 坐卧不宁   B. 出汗、心跳加快

    C. 尿频、尿急   D. 莫名恐惧

    E. 濒死感

2. 患者，女，20岁。在日常生活中会反复检查是否锁门和洗手。这最有可能属于哪一类疾病的症状（　　）

    A. 强迫症   B. 焦虑症

    C. 自闭症   D. 恐惧症

E. 抑郁症

3. 患者，女，19岁。主诉因"怕脏反复洗手，双手变得粗糙皲裂，明知没必要却无法控制"来就诊。最佳治疗方案是（　　　）

A. 药物治疗＋心理治疗
B. 抗精神病药物治疗

C. 工娱治疗
D. 电休克治疗

E. 精神分析疗法

4. 男性，40岁，1年前提拔到领导岗位，近半年出现脑力活动效率明显下降，体力易疲劳，有时回忆和联想增多且控制不住，兴奋伴有不快感，但无言语无能运动增多，易激惹，肢体肌肉酸痛，醒后感到不解乏，不愿上班。最可能是患有（　　　）

A. 躁狂症
B. 焦虑症

C. 神经衰弱
D. 抑郁症

E. 恐怖症

5. 患者，男，29岁，3天前上午突然收拾衣服从家出发，下午发现自己已到离家不远的县城，自己也不知道怎么来的县城，脑电图检查正常。此人可能出现（　　　）

A. 分离性遗忘
B. 分离性神游症

C. 情感爆发
D. 分离性恍惚状态

E. 分离性身份障碍

扫一扫，知答案

精神活性物质所致精神障碍患者的护理

扫一扫，看课件

【学习目标】

1. 掌握精神活性物质、依赖、耐受性及戒断状态的概念；掌握精神活性物质所致精神障碍的护理。

2. 熟悉精神活性物质所致精神障碍的临床表现及治疗要点。

3. 了解精神活性物质的种类及其对人体的影响。

案例导入

王先生，30岁，已婚，工人。因好奇心驱使及朋友唆使于2015年6月开始吸食海洛因，患者刚开始吸食后感觉全身舒服，心情超好，精神振奋，有一种常人难以体验到的愉快感，不吸则心烦、焦虑、急躁、失眠、流涕、头晕、腹痛、恶心、呕吐，打骂家人，并出现情绪低落等，不能正常工作，家人劝说无效。于2016年3月开始静脉注射海洛因，每天注射3~4次，用量1.0~1.5g/d。患者知道吸毒有害，但难以控制，在家人劝说并强迫下于2016年10月住院接受脱毒治疗。体格检查：消瘦、乏力、皮肤黯淡、恶病质状，四肢有多个陈旧性针眼瘢痕及数条静脉穿刺形成的静脉条索，余无异常。精神检查：意识清，精神萎靡，流泪、流涕、手抖、情绪低落，易激惹，定向力可，未引出幻觉、妄想，对海洛因仍有强烈欲望。实验室检查无异常。

请思考：1. 该患者可能的医疗诊断是什么？

2. 如何对该患者实施护理措施？

第一节 概 述

药物滥用是全球性的公共卫生和社会问题。随着我国经济的发展，新型毒品成为严重危害社会的精神活性物质，冰毒、摇头丸、K 粉等新型化学合成毒品成为消费新宠，特别是青少年已成为我国毒品消费主要群体。吸毒不仅使劳动力丧失、引起心身疾病，还会造成传染性疾病的传播等，严重危害我国人民身心健康及家庭社会的稳定。从公共卫生角度看，吸烟、饮酒人群基数较大，所造成的健康影响不容忽视。

一、概念

(一)精神活性物质

精神活性物质又名成瘾物质，是指来自体外的可显著影响精神活动，并可致成瘾的化学物质。包括酒类、阿片类、大麻类、兴奋剂、致幻剂、镇静催眠剂、烟草等。

(二)依赖

依赖是一种强烈地渴求，并且反复使用，以获得快感或避免不快感为特点的一种精神和躯体性病理状态。依赖可分为精神依赖和躯体依赖两种。精神依赖又称心理依赖，是指使用者对精神活性物质强烈的渴求，以期获得使用后的特殊快感，驱使其为寻求这种感觉而反复使用此药物，表现出所谓的渴求状态。躯体依赖也称生理依赖，指反复使用精神活性物质，使中枢神经系统发生了某些生理、生化改变以致需要药物持续地存在于体内，否则机体难以正常工作，表现出耐受性增加和戒断的症状。

(三)滥用

滥用是指自行或不恰当地使用医学上不必要的精神活性物质，并对使用者和社会都造成了一定损害，ICD－10 称为有害使用。滥用者进入有害的强制使用方式，常可形成依赖。

(四)耐受性

耐受性是一种状态，指使用者长期持续地使用某种物质，若欲达到预期效应，必须明显增加使用剂量，若仅使用原来的剂量则效果明显降低。

(五)戒断状态

戒断状态是指因停用精神活性物质、减少使用剂量或使用拮抗剂所出现的特殊的心理生理症状群，是躯体性依赖的特征。症状和病程与所使用的精神活性物质的种类和剂量有关，一般表现为与所使用物质的药理作用相反的症状。

二、精神活性物质的分类

根据精神活性物质的药理特性，现分为以下几类。

1. 中枢神经系统抑制剂　如酒精、巴比妥类和苯二氮䓬类等。

2. 阿片类　如阿片、吗啡、海洛因、哌替啶、美沙酮等。

3. 中枢神经系统兴奋剂　如苯丙胺、咖啡因、可卡因等。

4. 大麻　大麻是一种古老的致瘾剂，仅次于鸦片。医疗上可用于减轻抗癌化疗中产生的恶心、呕吐等症状。吸食后使人欣快，可出现错觉和感知综合障碍，兴奋后出现不安、抑郁、共济失调，继而进入睡眠。

5. 致幻剂　如麦角二乙酰胺（LSD）、仙人掌毒素等，临床上用 LSD 治疗慢性酒精中毒和减轻疼痛。

6. 挥发性溶剂　如丙酮、甲苯、苯环己哌啶（PCP）类。

7. 烟草　如香烟、雪茄等。

第二节　常见精神活性物质所致精神障碍

一、酒精依赖和酒精中毒性精神障碍

（一）酒精依赖

酒精依赖俗称"酒瘾"，由于长期反复饮酒所导致的对酒精渴求的一种特殊心理状态。患者这种渴求所致的行为已极大地优先于其他重要活动。一般饮酒 10 年以上可形成依赖，而青少年和女性，6～7 年甚至更短时间内便可形成依赖。

1. 酒精成瘾　酒精依赖患者对饮酒有强烈的渴求且无法自控，饮酒模式固定。经常欺骗或殴打家人，变得自私、没有责任感。离婚、失业、交通肇事、犯罪及自杀的比例在酒精依赖者中都较高。

2. 戒断综合征　当患者突然停止饮酒或减少饮酒量数小时后，会出现一系列的精神和躯体症状，如抑郁、焦虑、恶心、呕吐、食欲不振、心悸、出汗、失眠，以及手、足和四肢震颤、共济失调等。出现戒断症状是酒精依赖的标志。

（二）酒精中毒性精神障碍

1. 酒精中毒性幻觉症　在意识清晰时可出现幻觉，幻听最多见，且夜间加重，内容多为斥责、辱骂、诽谤和威胁，有"包围性幻听"之称，严重者可产生攻击或自杀行为。

2. 酒精中毒性妄想症　患者在意识清晰时出现嫉妒妄想和被害妄想，内容荒谬，受其支配可出现攻击及杀人等行为。

3. 柯萨可夫综合征 主要表现为严重的近记忆力障碍、错构、虚构、遗忘和定向力障碍。遗忘以顺行性遗忘多见，患者不能学习新的言语及非言语信息。但患者的情绪显得活跃和欣快，且对自己的缺陷并不苦恼。

4. 酒精中毒性痴呆 慢性酒中毒反复出现震颤谵妄和痉挛发作，发生急性或慢性进行性人格改变、智力低下和记忆缺损等痴呆状态。

5. Wernicke 脑病 是最严重的酒精中毒性精神障碍。与维生素 B1 缺乏有关，表现为眼球震颤和眼球不能外展，意识障碍伴定向、记忆障碍和震颤谵妄等。

(三)诊断

有酒精进入人体的证据，可推断出现的躯体或心理症状，如中毒、依赖综合征、戒断综合征和精神病性症状等是由酒精所致，并且排除精神活性物质诱发的其他精神障碍。

(四)治疗

1. 戒酒 是治疗能否成功的关键，轻者可一次性戒断，重者可逐渐戒断，避免出现严重的戒断症状，在戒酒期间尤其是第一周，要密切观察患者的体温、脉搏、呼吸、血压和意识状态等。

2. 戒酒硫治疗 戒酒硫是一种无毒物质，能抑制肝细胞乙醛脱氢酶，使酒精代谢停留在乙醛阶段，造成乙醛在体内聚积，患者如在服药期间饮酒，5～10 分钟后出现恶心、头痛、焦虑、胸闷等，使患者厌恶饮酒。

3. 对症处理 如在洗胃和补液的基础上，可选用抗精神病药物如氟哌啶醇，从小剂量开始，至症状控制减量，或者苯二氮䓬类药物如安定、氯硝西泮。也可采用厌恶法如依米丁、阿扑吗啡等与酒合用催吐来戒酒。

4. 行为疗法和认知心理治疗等心理治疗

二、阿片类及其他精神活性物质伴发的精神障碍

阿片类物质是指天然或者合成的、对机体产生类似吗啡效应的一类药物，包括阿片、阿片中提取的生物碱吗啡、吗啡衍生物海洛因，以及人工合成的化合物如哌替啶、喷他佐辛、美沙酮等。

阿片类药物具有特殊的改变心境、产生强烈欣快感的作用，还具有镇痛和镇静、止泻、扩张皮肤血管和改变内分泌，抑制呼吸、咳嗽中枢及胃肠蠕动，兴奋呕吐中枢和缩瞳等作用。此类药物常是主要的吸毒药品。

(一)阿片类物质所致精神障碍

1. 阿片类依赖 患者在服用阿片类药物后会产生"美妙状态"，患者表现为情感高涨，思维活跃，自我感觉良好，精神振作，宁静安详。此外，患者会出现记忆力下降、注意力不集中、主动性及创造性减低，也可出现失眠、睡眠节律紊乱，但智能障碍不明显。

阿片类药物产生依赖的特征是吸食量不断增加，减量或断药后可出现戒断综合征的表现。

2. 戒断综合征 由于所使用阿片类物质的剂量、对中枢神经系统作用的程度、使用时间的长短、使用途径、停药的速度等不同，戒断症状强烈程度也不一样。短效药物，如吗啡、海洛因的戒断症状一般在停药后 8 ~ 12 小时出现，极期在 48 ~ 72 小时，持续 7 ~ 10 天；长效药物，如美沙酮戒断症状出现在停药后 1 ~ 3 天，性质与短效药物相似，极期在 3 ~ 8 天，症状持续数周。

典型的戒断症状可分为两大类：客观体征，如血压升高、脉搏增加、体温升高、鸡皮疙瘩、瞳孔扩大、流涕、震颤、腹泻、呕吐、喷嚏、失眠等；主观症状，如恶心、肌肉疼痛、骨头疼痛、腹痛、不安、食欲差、无力、疲乏、发冷、发热、渴求药物等。

吸食过量后，可导致呼吸减慢、皮肤冰冷、血压下降和意识不清等。严重者可产生典型的昏迷、呼吸抑制和针尖样瞳孔"三联征"等中毒反应。

诊断依据：有阿片类物质进入人体的证据，并能推断出现的躯体或心理症状，如中毒、依赖综合征、戒断综合征、情感障碍和精神病性症状是由该物质所致。

（二）治疗

1. 中毒治疗 过量中毒时可缓慢静脉推注拮抗剂纳洛酮 0.4mg，可见患者呼吸转佳、意识恢复。必要时每 2 ~ 3 小时重复注射。

2. 脱瘾治疗 为控制戒断症状，需脱瘾治疗，可采用美沙酮替代递减法、可乐定脱瘾法及小剂量抗精神病药物注射治疗法等；采用纳屈酮预防复发以及配合康复治疗。

三、镇静催眠类药物所致精神障碍

（一）巴比妥类药物所致精神障碍

巴比妥类药物包括：长效类药物如巴比妥、苯巴比妥；中效类药物如异戊巴比妥、戊巴比妥；短效类药物如司可巴比妥等。可镇静催眠，随剂量增加可产生镇静、催眠、抗惊厥、麻醉，直至呼吸、循环抑制，甚至中毒致死。长期用药易引起依赖，突然停药易引起反跳，中、短效作用的巴比妥类药物最易成瘾，并能快速产生耐受性。

（二）非巴比妥类药物所致精神障碍

如水合氯醛、甲丙氨酯等也容易导致成瘾。长期大量服用主要引起人格改变和智能障碍，表现为丧失进取心和责任感、性格孤僻、意志消沉、偷药骗药，创造力和主动性下降，计算力和理解力受损，另外还可有消瘦、乏力、多汗、食欲低下及性功能减退等躯体表现。如一次大量服用巴比妥类药物，则可导致中毒，患者产生意识障碍，伴有震颤、语言不清、步态不稳等神经系统体征，严重者可致死。

（三）治疗

1. 巴比妥类药物中毒的处理主要是洗胃和增加排泄。

2. 安定类药物中毒可用氟马西尼治疗，效果显著。

3. 戒断治疗：采用药物剂量递减法。国外常用长效药物替代短效药物，如长效的巴比妥类药物（苯巴比妥）替代短效药物（戊巴比妥），或苯二氮卓类的长效药物替代短、中效药物，再逐渐减少替代制剂的使用剂量。

4. 社会支持及心理治疗：做好患者的心理疏导，改善认知，缓解患者的不良情绪，引导患者运用健康的方式应对生活和工作，可避免或减少药物的使用。

四、中枢神经系统兴奋剂所致精神障碍

中枢神经系统兴奋剂又称精神兴奋剂，包括咖啡或茶中所含的咖啡因，主要引起社会关注的是可卡因和苯丙胺类药物，后者在医疗上可用于减肥、治疗儿童多动症和阵发性睡眠病。包括苯丙胺、冰毒及摇头丸等非法类兴奋剂和麻黄碱、匹莫林、哌甲酯、芬氟拉明等合法类兴奋剂。

（一）苯丙胺类兴奋剂所致精神障碍

苯丙胺类兴奋剂（ATS）除有强烈的中枢神经兴奋作用和致欣快作用外，还包括觉醒度增加、支气管扩张、心率加快、排血量增加和口干、食欲降低等。急性中毒的临床表现有中枢神经系统和交感神经的兴奋症状。轻度中毒时出现瞳孔扩大、脉搏加快、血压升高、出汗、口渴、呼吸困难、反射亢进、头痛、兴奋躁动等症状；中度中毒表现为精神错乱、谵妄、幻视、幻听和被害妄想等精神症状；重度中毒时出现心律失常、循环衰竭、出血或凝血、胸痛、高热、昏迷甚至死亡。长期使用 ATS 患者可出现分裂样精神障碍、躁狂抑郁状态、人格和现实解体症状、焦虑状态和认知功能损害，还可有明显的暴力、伤害和杀人等犯罪倾向。

（二）治疗

ATS 服用后产生的急性精神障碍症状一般在停药后 2～3 天内消失，严重者可选用氟哌啶醇，急性中毒病人高热时可用物理降温或者静脉缓慢注射硫喷妥钠，另外补液、利尿和维持水电解质平衡。

第三节　精神活性物质所致精神障碍的护理

一、护理评估

（一）评估主观资料

1. **一般情况**　评估患者有无意识障碍及程度，日常生活情况，与周围环境接触能力，对周围事物的关心程度，合作情况等。

2. **认知活动** 评估患者有无知觉改变，如幻听、幻视；有无人格改变；有无智能和记忆力的损害，如遗忘、错构、虚构；有无思维内容障碍和思维过程方面的改变，如妄想；有无注意力和定向力障碍；有无决策能力的改变；患者对自己的精神症状有无自知力等。

3. **情感活动** 评估患者急性酒精中毒时有无兴奋、吵闹、易激惹和情绪不稳；观察戒断时有无焦虑、抑郁、紧张、恐惧不安等恶劣情绪；停止用药期间是否对以往行为感到自责、悲伤或羞愧；对周围环境的反应能力等。

4. **意志行为活动** 评估患者用药的动机，如好奇心、生活苦闷；在戒断过程中防卫机制的应用情况，有无抱怨、争执、兴奋躁动，甚至继续寻觅、伤人或自伤等行为；有无动作迟缓、不协调及步态不稳等行为抑制情况。

5. **社会功能** 特别评估患者人际交往与沟通能力，有无撒谎、偷窃、赌博等影响社会安定的行为；与家庭成员的关系是否和谐；对社会活动的参与度，有无逃避、不负责任或不讲道德的行为；有无自卑、不合群、冷酷、仇恨、缺乏爱心等。

(二)评估客观资料

1. **躯体状况** 评估患者的营养、生命体征、意识、睡眠、饮食、排泄及生活自理情况；有无性功能下降（阳痿、闭经）及神经系统受损；有无并发症等。

2. **社会心理状况** 评估患者的家庭环境、在家中的地位、经济状况、受教育情况及工作环境；能否正常工作及与同事家人相处能否融洽。

3. **既往健康状况** 评估患者的家族史、患病史，饮酒、吸烟以及毒品接触史和药物过敏史等。

4. **以往治疗情况** 评估患者既往用药及用药反应等。

5. **实验室及其他辅助检查** 评估常规化验与特殊检查结果。

二、护理诊断

1. **急性意识障碍** 与酒精或药物过量中毒、戒断反应等有关。

2. **营养失调（低于机体需要量）** 与消化系统功能障碍、摄取营养物质减少有关。

3. **感知觉改变** 与酒精或药物过量中毒和戒断反应等有关。

4. **睡眠型态紊乱** 与情绪障碍导致入睡困难或戒断症状有关。

5. **思维过程改变** 与酒精或药物过量中毒、中枢神经系统受损及戒断反应有关。

6. **焦虑** 与调适机制发生困难、需要未获满足或戒断症状等有关。

7. **有暴力行为的危险** 与酒精或药物过量中毒、戒断综合征有关。

8. **个人应对无效** 与不适当的调适或社会支持系统缺乏等有关。

9. **自我概念紊乱** 与长期使用毒品导致低自尊及缺乏社会支持系统等有关。

10. **社交障碍** 与人格改变、行为退缩和社会功能受损等有关。

11. **自理能力缺陷** 与躯体并发症、戒断症状等有关。

三、护理目标

1. 改善患者的营养状况。

2. 帮助患者认识并接受自己的成瘾问题，帮助患者有效处理和控制成瘾情绪和行为，避免暴力行为的危险。

3. 患者能保持生命体征平稳，不发生并发症，睡眠改善。

4. 协助患者建立良好的行为模式和人际关系，能逐步主动行使社会职能和承担社会责任。

四、护理措施

（一）基础护理

1. **建立良好的护患关系** 关心患者，与患者有效沟通。根据患者具体情况制订详细适宜的护理计划。

2. **对器质性疾病的观察与护理** 根据病情需要，观察患者体温、脉搏、呼吸、血压、出入量、意识状态、缺氧程度等；避免或消除诱发因素；保持呼吸道通畅，防止痰液、分泌物堵塞；及时发现患者中毒症状并采取措施。

3. **生活护理** 做好晨晚间护理；帮助患者做好个人日常卫生；保持床单清洁、整齐、干燥，防止褥疮；根据天气变化及时帮患者增减衣物、被服，防止受凉；预防患者继发感染。

4. **饮食护理** 患者多有胃肠道症状，为其提供易消化、营养丰富的饮食，以流质、半流质为宜。丰富食物种类，并鼓励患者多饮水。为患者创造整洁、舒适的就餐环境，提供充足的进餐时间，嘱患者细嚼慢咽，防止噎食。必要时鼻饲或静脉补充营养物质，以保持营养代谢的需要。

5. **睡眠护理** 患者常有顽固性失眠、睡眠质量差等问题，为避免诱发复吸和对镇静催眠药物的依赖，合理用药，以强弱间断用药为佳，充分发挥药效，减少副反应。鼓励患者白天参加各种工娱活动，尽量减少卧床时间。创建良好的睡眠环境，避免着凉，睡前不宜太饿或太饱，不宜大量饮水；睡前避免剧烈运动、过度兴奋或其他刺激；听轻柔的音乐；睡前用温水洗澡或泡脚，观察并记录睡眠时间，及时调整，保证充足、有效的睡眠。

6. **大小便护理** 观察并记录患者大小便情况。尿潴留时应及时予以导尿，注意预防泌尿系统感染；保持大便通畅，增加粗纤维饮食，必要时遵医嘱给予缓泻剂或者灌肠；有水肿、高血压的患者，适当限制水分摄入，并准确记录出入量；对长期卧床的患者，要定时提供便器，帮助患者适应床上排便。对有认知障碍的患者，定时送其到卫生间，训练其养成规律的排便习惯。

7. 皮肤护理 营养不良患者常有周围神经损害，戒毒患者对疼痛非常敏感，应注意操作轻柔，减少患者痛苦；对奇痒难忍的症状，除了给予药物缓解及其他对症处理外，护士应加强心理护理，对患者安慰、鼓励与正向暗示，增加患者治疗的信心。

8. 并发症护理 常见并发症有心血管疾病、肝功能异常等消化系统疾病、神经系统损害及传染性疾病。首先做好生活护理，另外对神经系统中存在不同程度的损害，如手指颤抖、步态不稳、共济失调的患者，应加强照顾，预防跌倒或发生其他意外；对有心血管系统疾病的患者，应密切监测血压和脉搏；对肝功能异常等消化系统疾病的患者，重视患者饮食，减少刺激性食物的摄入，保护肝脏等消化器官；对传染病患者应严格遵守无菌原则，预防交叉感染。

（二）安全护理

1. 评估可能受伤的因素 观察患者是否有暴力行为和自杀观念，及其出现的频率和强度，尽量减少或祛除危险因素。

2. 加强安全护理 将患者安排在舒适、安全且易于观察的病室，并在工作人员视线下活动，定时巡视患者，必要时专人看护，减少不良刺激及环境对患者的潜在危险因素。

3. 严密观察 密切监测患者生命体征和意识变化，发现异常情况应立即报告医生，并做好抢救准备。患者入院3~5天后，护士要密切关注患者的言行，分析、掌握其心理活动，预防出逃行为发生。

4. 采取适当措施，防止发生意外 接触患者时应注意方式方法，对烦躁不安、躁狂状态的患者，可安置在重症室，安排专人监护，防止摔伤及坠床，必要时可给予保护性约束；对抑郁状态的患者应将其置于易观察的地方，在护士的视线范围内，避免其单独活动；癫痫大发作时要预防舌咬伤、下颌脱臼以及骨折和摔伤；护士要严格检查患者随身物品，避免患者将酒、毒品、镇静催眠药物等带入病区，以保证安全和脱瘾治疗的效果。

（三）特殊护理

1. 急性中毒护理 首先确认是何种药物，再给予洗胃或相应的拮抗剂处理。密切观察生命体征变化，保持水电解质平衡。保持呼吸道通畅，做好口腔护理及皮肤护理。

2. 戒断症状护理 观察戒断症状的出现，适时用药。患者在戒断反应期间应卧床休息，避免剧烈活动，减少体能消耗，站立时要缓慢，不要突然改变体位。

3. 用药护理 观察用药不良反应，严格遵守用药制度，按时用药，提高患者服药依从性。

（四）心理护理

1. 入院阶段 精神活性物质所致精神障碍的患者，会有各种心理反应，如恐惧、焦虑、易激惹、消极等。应根据患者情况，如年龄、文化、社会背景以及人格特点，制订心理护理方案，帮助患者尽快适应环境和住院生活。关心、尊重患者，耐心做好安慰和劝导，建立信任的治疗性人际关系，鼓励患者表达自己的想法和需要，提供发泄情感的机会，从而缓解患者的焦虑、恐惧和抑郁的程度。帮助患者树立治疗疾病的信心，调动其戒除成瘾物质的心理动力，有利于疾病的康复。

2. 治疗阶段 向患者讲解疾病的病因、临床表现、进展情况以及治疗和护理的方法，消除其顾虑和紧张。告知患者用药计划及其必要性，以及有关药物的不良反应。矫正觅酒或觅药等不良行为。向患者说明重视精神障碍的治疗和护理的重要性。指导患者进行有效的情绪调控，建立良好的护患关系，鼓励患者参加各种工娱治疗、看电视、看书、绘画、下棋、打球等，以转移其对物质的渴求状态。鼓励患者参加"匿名戒酒会"等自助团体，请戒除成瘾成功的患者现身说法，进行集体心理治疗，说明使用成瘾物质的危害，鼓励患者树立信心，同时可利用肯定训练来协助增强患者的自尊，调动其主观能动性。

3. 康复阶段 评估患者知识缺乏的程度，了解患者的特长、兴趣，依据个人情况制订相应的康复计划。帮助患者运用更有效的应对方式来应付、适应个人健康情况，及尽快适应病后所需的生活方式。帮助患者重新认识自己，使其改变对自己消极的认识，以积极的态度来看待自己，增强自尊心。

五、护理评价

1. 患者营养状况有无改善。

2. 患者戒药、戒酒有无明显进步，情绪是否得到改善，暴力危险是否解除。

3. 患者生命体征是否平稳，有无并发症，睡眠是否改善。

4. 患者有无积极参加社会活动，建立良好的人际关系，逐步承担社会责任，行使社会职能。

六、健康指导

1. 患者 对患者进行疾病有关知识的宣教，说明成瘾物质滥用后的危害。使患者了解复吸的高危因素，回避可引起复吸的刺激，指导患者建立正常的生活方式和行为习惯，培养良好的兴趣爱好，以减少使用成瘾物质，帮助患者建立正确的价值观念和人际关系。鼓励患者在力所能及的范围内料理个人生活，并有计划地进行生活能力的培养和康复训练。

2. 家属 家庭成员提供的可靠支持对精神活性物质依赖者的恢复十分重要，由有经验的工作人员对家属进行家庭咨询，协助家属为患者提供重要的社会支持。避免接触发生物质滥用的环境，遇到问题及时纠正。让家属树立信心，帮助患者恢复健康。

复习思考

1. 我国的毒品不包括（　　　）

   A. 阿片类　　　　　　　　　　　B. 可卡因

   C. 大麻　　　　　　　　　　　　D. 兴奋剂

   E. 酒精

2. 下列不属于阿片类物质的是（　　　）

   A. 海洛因　　　　　　　　　　　B. 吗啡

   C. 苯丙胺　　　　　　　　　　　D. 美沙酮

   E. 丁丙诺啡

3. 长期大量饮酒者如突然断酒，震颤谵妄常出现在断酒（　　　）

   A. 48 小时后　　　　　　　　　　B. 24 小时后

   C. 12 小时后　　　　　　　　　　D. 72 小时后

   E. 8 小时后

4. 在临床上常用来缓解酒精依赖戒断症状的是（　　　）

   A. 苯二氮卓类　　　　　　　　　B. 小剂量抗精神病药物

   C. 大剂量维生素　　　　　　　　D. 能量合剂

   E. 新型抗抑郁药

5. 怎样才能准确而又方便地识别一个人是否有阿片类物质依赖（　　　）

   A. 询问用药史

   B. 威胁要送派出所

   C. 由公安审问

   D. 予以吗啡注射，看是否出现欣快感

   E. 尿毒品检测

6. 有关酒精性柯萨柯夫综合征，错误的是（　　　）

   A. 多在一次或多次震颤谵妄后发生

   B. 临床以近记忆障碍为主要表现

   C. 在长期大量饮酒及营养缺乏的基础上起病

   D. 有明显的意识障碍

   E. 有明显的认知功能损害

扫一扫，知答案

第 十 章

心理因素相关生理障碍患者的护理

扫一扫，看课件

【学习目标】

1. 掌握心理因素相关生理障碍的概念，进食障碍和睡眠障碍的临床特征、护理措施。

2. 熟悉心理因素相关生理障碍的护理诊断及健康教育。

3. 了解心理因素相关生理障碍的病因、类型。

第一节 概 述

心理因素相关生理障碍，是指一组与心理社会因素有关的以进食、睡眠及性行为等基本生理功能异常为主的精神障碍。睡眠、进食和性是人类的基本生理功能，这些生理功能是否维持正常，直接受到个体心理活动的影响。在心理因素的影响下，常常引起个体焦虑及一系列无意识的防御性和退行性的心理反应，导致相应的自主神经活动变化，从而引起睡眠、饮食、性活动等生理功能发生紊乱，出现相应的睡眠、进食和性功能障碍，总称为心理因素相关生理障碍。本章内容主要介绍进食障碍和睡眠障碍。

第二节 进食障碍的护理

📖 案例导入

患者李女士，26岁，失恋近一年，认为是自己体貌原因导致男友嫌弃，遂每日专注自己体重、体型，严格控制饮食，偶有贪食，但食后立即用筷子刺激咽喉进行催吐。现患者情绪低落，有畏寒症状，月经3个月未行，体重明显下降，查体：T：35.6℃，P：70 次/分，R：19 次/分，BP：90/60mmHg。

请思考： 1. 李女士可能患了什么疾病？

2. 针对李女士的病情，应采取哪些护理措施？

一、病因与发病机制

进食障碍是指由于心理因素、社会因素与特定的文化压力等造成的，以进食行为异常为主要特点，伴发显著体重改变和生理功能紊乱的一组精神障碍。主要包括神经性厌食症、神经性贪食症和神经性呕吐。部分患者可以表现为其中两种或三种障碍的混合。该病的病因与发病机制不明，可能与生物学因素、心理因素、社会文化和家庭等多种因素有关。进食障碍较易发生在青少年和成年早期人群中，尤其是女性群体，男女比例约为1：8 ~ 1：10。

二、常见分类与临床表现

（一）神经性厌食

神经性厌食是指患者对自身体像的感知有歪曲，担心发胖而故意节食，以致体重显著下降为主要特征的一种进食障碍。该疾病的核心症状是对"肥胖"的强烈恐惧和对体型体重的过度关注。多数患者为自己制定了明显低于正常的体重标准，并采取各种措施控制体重的增加，其中最常用的方法是严格控制饮食；除此之外，患者还经常采用过度运动或进食后呕吐、导泄及服用利尿剂和减肥药等方式以避免体重增加。

患者体重下降并明显低于正常标准，常同时伴有精神障碍、营养不良、继发性代谢障碍、内分泌障碍和躯体功能障碍。严重时导致女性闭经、男性性欲减退、第二性征发育停滞等。体格检查或发现水肿、低血压、阴毛稀疏、脉搏迟缓、心律失常等。90% ~ 95% 的病人为女性，发病年龄在青春期，典型年龄在 16 ~ 19 岁之间，病死率为 10% ~ 20%。

（二）神经性贪食

神经性贪食是指以反复出现的强烈进食欲望，和难以控制的、冲动性的暴食以及有恐惧发胖的观念为主要特征的一种进食障碍。不可控制的发作性暴食是该病的主要特征。

三、诊断

《精神障碍诊断与统计手册》第五版（DSM - 5）对进食障碍的诊断标准如下：

（一）神经性厌食

1. 显著的低体重被定义为低于正常体重的最低值或低于儿童和青少年的最低预期值。

2. 即使处于显著的低体重，仍然强烈害怕体重增加或变胖或有持续的影响体重增加的行为。

3. 对自己的体重或体型的体验障碍，体重或体型对自我评价的不当影响，或持续地缺乏对目前低体重的严重性的认识。

4. 该症严重程度，可由体重指数（BMI）范围表示：

轻度：BMI ≥ 17kg/m^2

中度：BMI 16 ~ 16. 99kg/m^2

重度：BMI 15 ~ 15. 99kg/m^2

极重度：BMI < 15kg/m^2

（二）神经性贪食

1. 反复发作的暴食。以下列2项为特征：

（1）在一段固定的时间内进食（例如在任何2小时内），食物量大于大多数人在相似时间段内和相似场合下的进食量。

（2）发作时感到无法控制进食（例如感觉不能停止进食或控制进食品种或进食数量）。

2. 反复出现不适当的代偿行为以预防体重增加，如自我引吐，滥用泻药、利尿剂或其他药物，禁食或过度锻炼。

3. 暴食和不适当的代偿行为同时出现，在3个月内平均每周至少1次。

4. 自我评价过度地受身体的体型和体重影响。

5. 该障碍并非仅仅出现在神经性厌食的发作期。

6. 该症严重程度，可由不适当的代偿行为的发作频率表示：

轻度：每周平均有1 ~ 3次不适当的代偿行为发作；

中度：每周平均有4 ~ 7次不适当的代偿行为发作；

重度：每周平均有8 ~ 13次不适当的代偿行为的发作；

极重度：每周平均有14次或更多不适当的代偿行为发作。

四、治疗原则

治疗目标是纠正营养状况，重建正常的进食行为。治疗方案以心理治疗为主，部分患者需辅以药物治疗和支持治疗。

（一）心理治疗

心理治疗包括认知疗法、行为治疗和家庭心理治疗。认知疗法主要是通过探讨和纠正患者的错误认知，帮助患者正确认识自己的体像和疾病，从而消除心理冲突。行为治疗主要是采取正强化和负强化的方法，有效地改善其行为，逐渐建立正常的进食行为。家庭心理治疗主要是帮助患者家属正确认识疾病的发病原因，纠正对患者不当的对待方式，解决家庭矛盾和促进家庭功能。

(二)药物治疗

抗抑郁药、安定类药和锂盐等能够改善患者的恐惧、易激惹、沮丧等情绪，并可间接改善患者的行为，还可用于治疗合并精神障碍的患者。

(三)支持治疗

增加和维持体重，主要用于营养不良或水电解质紊乱患者，包括纠正水电解质平衡和给予足够维持生命的能量，以尽快解除生命威胁，恢复患者正常营养状态。

五、护理

(一)护理评估

1. 评估患者的一般状况，包括体重、进食、睡眠、情绪、性欲，体格检查等。

2. 评估患者病前性格特征、病前生活事件、应对挫折与压力的方式及效果。

3. 评估患者对自身身材和自我概念的看法、与家属的关系以及家属对疾病的认识和态度。

4. 评估患者的节食情况、节食开始的时间，催吐剂的使用情况及为减轻体重所进行的活动情况。

(二)护理诊断

1. **营养失调（低于机体需要量）** 与限制或拒绝进食有关。

2. **营养失调（高于机体需要量）** 与不可控制的暴食有关。

3. **现存或潜在的体液不足** 与摄入不足或过度运动、自行吐泻有关。

4. **无效性否认** 与自我发展延迟、害怕丧失对生活的控制感有关。

5. **体像改变** 与自我发展延迟、家庭功能不良、对自身体像不满有关。

6. **活动无耐力** 与饮食不当引起的能量供给不足有关。

7. **焦虑** 与无助感、对生活缺乏控制有关。

(三)护理目标

1. 患者营养状况得到改善，躯体并发症得到改善。

2. 患者能够遵从治疗计划，建立健康的进食习惯。

3. 患者能对自我形象进行客观理解。

4. 患者家庭能够提供足够支持。

(四)护理措施

1. **生理护理** 保证营养，维持正常体重和水电解质平衡。

（1）饮食护理 ①通过对患者所需热量的评估，与营养师和患者一起制订饮食计划和体重增长计划。确定目标体重和每日应摄入的最低限度热量以及进食时间。向患者解释营养治疗的目的，取得患者的理解和配合。②为厌食症患者提供安静舒适的进食环境；鼓励患者自行选择食物种类，或提供适合其口味的食物；对患者进食时间加以限制，一般不超过30分钟；护士应陪伴患者进餐至餐后至少1小时，从而确保患者按量摄入食物，无诱吐、导泻行为发生；对于患者餐后的异常行为如过度活动等，要进行限制；当患者体重增加或主动进食时，给予一定奖励，反之则取消或回收奖励作为惩罚。③对厌食严重者，进食、进水需从最小量开始，逐步缓慢增量，食物性质也应按液体、半流质、软食、普食的顺序过度，使患者胃肠道能逐渐适应；同时，应严密观察患者，防止诱吐、导泄等清除行为发生。④对于贪食症患者，要制定限制饮食的计划，在符合患者以往饮食习惯的前提下，逐步限制高脂、高糖食物和进食量，使患者逐步建立正常的饮食习惯。

（2）体重检测　采用固定体重计每日定时测量患者体重，恢复过程中体重增加的速度以每周0.1~0.5kg为宜，过快易导致急性胃扩张和急性心衰。

（3）观察生命体征及其他　密切观察生命体征、出入量、心电图、实验室检查结果（电解质、酸碱度、血红蛋白等）直至以上项目指标趋于平稳为止。同时注意评估患者皮肤和黏膜的色泽、弹性和完整性。

2. 心理护理

（1）纠正体像障碍　帮助患者学会接受现实的自己，学习并尝试合理的理念，增加患者对环境的控制感。

（2）重建正常进食行为模式　帮助患者正确认识体形与进食的关系，帮助患者认识营养相关问题，让患者认识到低体重对健康的危害性，但要注意不对患者的错误认识进行诘责。

（3）家庭护理　通过家庭干预帮助患者学习和掌握积极健康的应对方法，防止复发。对患者家庭进行宣教，帮助他们关注患者的病情，介绍照顾技巧，指导家庭与患者之间的沟通，鼓励家属参与家庭治疗和集体治疗。

（五）护理评价

1. 患者营养状况得到改善，能够维持正常体重。
2. 患者能够接受治疗方案、遵从治疗计划，能够建立健康的进食习惯。
3. 患者能够接受现实的自己。
4. 患者家庭能提供足够支持，关注患者病情。

（六）健康指导

1. 帮助患者和家属正确对待疾病，教会患者和家属认识疾病的病因、症状。
2. 评估患者和家属对疾病的认识及态度，制定健康教育的目标和计划，针对疾病的病因、预防措施、治疗护理知识等进行指导。
3. 教会患者和家属能及时识别疾病的早期征兆并了解疾病反复发作的危害性，尽早到医院就诊。

第三节　睡眠障碍的护理

案例导入

患者王女士，38岁，从事公安工作多年，最近一年每天只能睡3~4小时，严重时晚上频频从噩梦中惊醒，且手心出汗，四肢无力，现患者感疲倦、乏力，时常焦虑，日渐消瘦。

　　请思考：1. 王女士的护理诊断有哪些？
　　　　　　2. 针对王女士的病情，应采取哪些护理措施？

一、病因与发病机制

睡眠障碍是指在睡眠－觉醒过程中表现出来的各种功能障碍，是由生理、心理、社会、环境等多种因素引起的非器质性睡眠和觉醒障碍，精神科常见的睡眠障碍包括失眠症、嗜睡症、发作性睡病、睡行症、夜惊和梦魇等。

二、常见分类与临床表现

（一）失眠症

失眠症是患者对睡眠的质和（或）量持续相当长时间不满意并影响白天社会功能的一种主观体验。是最常见的睡眠障碍。失眠症的临床表现主要为入睡困难、睡眠不深、易惊醒、自觉多梦、早醒、醒后不易入睡、醒后感到疲乏或缺乏清醒感。患者常伴有头痛、头晕、健忘、乏力、易激动等症状，严重者导致工作或学习效率下降，甚至影响社会功能。我国有40%以上的人存在着不同程度的睡眠障碍，失眠症的发病率高达10%以上。

（二）嗜睡症

嗜睡症是指睡眠过多，较正常睡眠时间增多数小时或长达数天，或醒来时达到完全觉醒状态困难的情况。本病主要表现为白昼睡眠时间延长，醒来时要想达到完全的觉醒状态非常困难，醒来后常有短暂意识模糊、呼吸及心率增快，常可伴有抑郁情绪。此状况不是由于睡眠不足、药物、酒精、躯体疾病所致，常与心理因素有关，部分患者会影响工作、学习和生活，患者感觉痛苦。

（三）发作性睡病

发作性睡病又称醒觉不全综合征，是一种原因不明的睡眠障碍。主要表现为不可抗拒的发作性睡眠，常伴有猝倒症、睡眠瘫痪和入睡幻觉。单调的工作、安静的环境以及餐后更易发作。一般睡眠程度不深，易唤醒，但醒后又入睡。但典型患者可在任何活动中入睡，如进食、说话、行走中等，因此睡眠发作的后果很严重，如发生在开车、操作机器时可能会造成人员伤亡。

（四）异常睡眠

异常睡眠是指在睡眠过程或觉醒过程中发生的异常现象，包括神经系统、运动系统和认知过程的异常。这些异常睡眠分为 3 类：梦魇症、夜惊症和睡行症。

1. **梦魇症**　梦魇症是指在睡眠过程中被噩梦所惊醒，梦境内容通常涉及对生存、安全的恐惧事件。该症的一个显著特征是患者醒后对梦境中的恐惧内容能清晰回忆，部分患者难以再次入睡。该症患者女性多于男性，可见于任何年龄，随年龄增加而减少。

2. **夜惊症**　夜惊症是出现在夜间的极度恐惧和惊恐发作，伴有强烈的言语、运动形式和自主神经系统的高度兴奋状态。患者表现为在睡眠中突然尖叫、哭喊、骚动或坐起，表情恐惧，大汗淋漓，呼吸急促，心率增快，发作历时 1~2 分钟，发作后又复入睡，晨醒后对发作不能回忆。本病多发生于男性儿童，以 5~7 岁者为最多，至青年期消失，偶有成年病例发生。

3. **睡行症**　睡行症俗称梦游症，是睡眠和觉醒现象同时存在的一种意识模糊状态。发作时患者从睡眠中突然起床，在床上爬动或下地走动，面无表情，动作笨拙，走路不稳，喃喃自语，偶可见较复杂的动作如穿衣，每次发作持续数分钟，又复上床睡觉，晨醒后对所有经过不能回忆，若在睡行期内强行加以唤醒，患者可有短暂的意识模糊。睡行症多发生于生长期的儿童，以 11~12 岁年龄段为最多。

三、治疗原则

（一）一般治疗

了解患者睡眠障碍的临床特点、规律及可能的原因，改善睡眠环境，建立良好的生活习惯。

（二）药物治疗

短期使用，避免反复。镇静催眠药可作为治疗失眠症的辅助手段，低剂量中枢兴奋剂如苯丙胺等可用于嗜睡症的对症治疗。

（三）心理治疗

主要是要消除病因。除了一般的心理支持外，可以采用认知疗法帮助患者正确认识睡眠障碍的症状及后果，采用行为疗法帮助患者建立良好的睡眠行为方式。

四、护理

(一)护理评估

对睡眠障碍应综合评估,包括生理、心理和药物史等,有的患者还需要进一步接受睡眠生理功能的检查。评估应明确患者是否存在入睡困难、早醒,再次入睡的难易度以及次日的精神状况等。常用的睡眠障碍评估工具有多导睡眠图、匹兹堡睡眠质量指数量表、睡眠障碍自评量表和睡眠日志等。

(二)护理诊断

1. 睡眠形态紊乱 与社会心理因素、焦虑、睡眠环境改变、药物影响等有关。

2. 疲乏 与失眠、异常睡眠引起的不适有关。

3. 焦虑 与睡眠形态紊乱有关。

4. 恐惧 与异常睡眠引起的幻觉、梦魇有关。

5. 应对无效 与长期失眠或异常睡眠有关。

(三)护理目标

1. 患者的睡眠是否改善。

2. 患者对其睡眠质量是否满意。

3. 患者睡眠过程中是否有安全意外发生。

4. 患者及其家属对睡眠障碍的相关知识是否了解。

(四)护理措施

1. 失眠症的护理 对失眠症患者主要采用心理护理,帮助其认识失眠症,纠正不良的睡眠习惯,重建规律、有质量的睡眠方式。

(1)心理护理 心理护理的重点在于建立良好的护患关系,加强护患之间的理解和沟通,了解患者的心理问题。①运用支持性心理护理,帮助患者认识心理刺激、不良情绪对睡眠的影响,使患者学会调节情绪,正确面对心理因素,消除心理诱因;②采用认知疗法,帮助患者了解睡眠的基本知识,如睡眠的生理规律、睡眠质量的影响因素、失眠的原因和根源等,从而引导患者认识失眠,以正确的态度对待失眠,解除心理负担、纠正恶性循环状态。

(2)采用行为疗法,重建睡眠模式 可以采用刺激控制训练、睡眠定量疗法、暗示疗法、音乐疗法及健身术等引导患者养成良好的睡眠卫生习惯,逐步建立规律性的睡眠 - 觉醒程序,从而获得满意的睡眠质量。

(3)知识宣教 指导患者如何建立规律的生活习惯,将三餐、睡眠、工作的时间尽量固定;日间多进行户外活动,睡前两小时应避免引起兴奋的活动;用熟悉的物品或习惯帮助入睡,如听音乐、用固定的被褥等;睡前使用诱导放松的方法,包括深呼吸、肌肉松弛法等，使患者学会有意识地控制自身的心理生理活动；营造良好的睡眠环境；适当采用药物帮助入眠。

（4）用药指导　镇静催眠药可作为治疗失眠症的辅助手段，但应避免患者形成药物耐受和药物依赖。因此应指导患者按医嘱用药，并向患者讲解滥用药物的危害，以及正确用药的方法。

2. 其他睡眠障碍的护理

对嗜睡、发作性睡眠、睡行性睡眠障碍患者的护理主要在于保证患者发作时的安全，如避免从事高空作业、开车、进行带危险性的操作等；帮助患者和家属认识和探索疾病的诱发因素，消除或减轻发病的诱发因素以减少发作次数；进行详尽的健康宣教，消除患者及家属的心理压力。发作频繁者，也可在医生指导下服用药物。

（五）护理评价

1. 患者的睡眠得到了改善。

2. 患者对睡眠质量感到满意。

3. 患者睡眠过程中没有安全意外发生。

4. 患者及其家属了解睡眠障碍的相关知识。

（六）健康指导

1. 帮助患者和家属正确对待疾病，教会患者及家属认识疾病的病因、症状。

2. 评估患者和家属对疾病的认识及态度，制定健康教育的目标和计划，针对疾病的病因、预防措施、治疗护理知识等进行指导。

3. 教会患者和家属能及时识别疾病的早期征兆并了解疾病反复发作的危害性，尽早到医院就诊。

知识链接

约有半数的神经性厌食症患者能够得到痊愈，约30%的患者临床症状部分缓解，20%在症状上没有改善。该病症死亡率可达到0.56%，为普通人群中年轻妇女死亡率的12倍以上。在神经性贪食症患者中，由于其营养程度大多良好，因此不会导致患者的死亡。进食障碍多发生于青春期或青春期后，很多进食障碍患者不愿承认患病，尤其很多患者的父母由于病耻感、担心孩子受刺激等原因而不愿跨进精神专科医院的大门，在急需治疗的时候还犹豫不定，贻误治疗时机。因此，早期发现、早期治疗具有重要意义。

复习思考

1. 心理因素相关生理障碍，是指（　　）

　　A. 与心理因素有关的以生理功能异常为主的精神障碍。

　　B. 与社会因素有关的以生理功能异常为主的精神障碍。

　　C. 一组与心理社会因素有关的以生理功能异常为主的身体障碍。

　　D. 一组与心理社会因素有关的以生理功能异常为主的精神障碍。

　　E. 一组与心理社会因素有关的以心理功能异常为主的精神障碍。

2. 神经性贪食的主要临床表现，错误的是（　　）

　　A. 可控制饮食

　　B. 恐惧发胖

　　C. 冲动性的暴食

　　D. 强烈进食欲望

　　E. 出现不适当的代偿行为以控制体重增加

3. 进食障碍患者护理不包括（　　）

　　A. 提供安静舒适的进食环境

　　B. 进食宜慢，以 1 小时为宜

　　C. 护士应陪伴患者进餐至餐后至少 1 小时

　　D. 制订合理的进食计划

　　E. 对厌食严重者，进食、进水需从最小量开始

4. 慢性失眠的治疗原则是（　　）

　　A. 单一心理治疗

　　B. 绝对卧床休息，不宜剧烈运动

　　C. 规律生活，合理药物治疗及心理治疗

　　D. 单一药物治疗

　　E. 无需治疗

5. 关于梦魇症描述不正确的是（　　）

　　A. 患者在睡眠过程中被噩梦所惊醒，梦境内容通常涉及对生存、安全的恐惧事件。

　　B. 患者醒后对梦境中的恐惧内容能清晰回忆

　　C. 部分患者难以再次入睡

　　D. 该症患者男性多于女性

　　E. 该症可见于任何年龄，随年龄增加而减少

扫一扫，知答案

第十一章

人格障碍与性功能障碍患者的护理

扫一扫，看课件

【学习目标】

1. 掌握人格障碍的类型与临床特点、护理诊断、护理措施及健康教育。
2. 熟悉人格障碍的概念和共同特征。
3. 了解人格障碍的病因、治疗、性功能障碍的临床特点。

案例导入

　　张某，男，17岁，高中生，在家长的坚持下被送入医院。

　　张某在进入高中时，被老师暂任为班长，由于与同学关系不和谐，被撤换班长之职。于是，张某就疑心是某同学在老师那里搞的鬼，嫉妒他的才干，认为自己受到了排挤，对班长撤换一事耿耿于怀，认为老师和同学对他不公平，指责、埋怨他们，之后常和老师、同学发生冲突，甚至状告到校长那里，并要求恢复他的班长之职，否则就要上告。大家都耐心地劝慰他，他总是不等别人把话说完就急于申辩，始终把大家对他的好言相劝理解为恶意。这样无理取闹，与同学、老师的关系日益恶化，到高中毕业时，仍无根本性的变化。他不能从中吸取经验教训加以改正。

　　请思考：1. 张某患有什么类型的人格障碍？

　　　　　　2. 应采取什么护理措施？

第一节　概　述

　　人格障碍又称为病态人格或异常人格，是指人格的畸形发展，形成一种特有的、明显的、偏离所处的社会文化背景的行为方式。

一、病因与发病机制

1. 心理因素 儿童早期心理发育阶段受到严重的精神创伤，对人格的发育有着重大的影响，是未来形成人格障碍的主要因素。

（1）缺乏应有的爱 儿童时期母爱或父爱的被剥夺，在爱、安全感、理解、尊重等基本要求方面长期得不到满足，久而久之在情感上变得冷漠并与他人保持距离导致性格偏差，形成人格障碍。

（2）教育方法不当 长辈过分溺爱孩子，对孩子期望过高，过分强迫、训斥造成孩子精神压力或逆反心理，形成人格扭曲。

2. 家庭和社会因素

父母品行不良及对孩子的教育方式和态度直接影响孩子。这是形成人格障碍的外因，也是很重要的因素。

3. 生物学因素

经研究表明，人格障碍的发生率与血缘关系有关，血缘关系越近发生率越高。

二、人格障碍的共同特征

1. 对外来压力不能适应和应变 人格障碍患者不能正确认识和处理生活中的压力，他们常焦虑、紧张、恐惧、忧虑及固执。

2. 在工作和爱情方面无能 对人对事在观念上与众不同，很难与其他人建立真正的感情。

3. 易与他人发生争吵 人格障碍患者总有敌对的特征，他们缺乏客观看待自己的能力，常惹人讨厌。

三、人格障碍的类型与临床特点

1. 分类 根据《精神障碍诊断与统计手册》第五版（DSM‑5），将人格障碍分为：偏执型人格障碍、分裂样人格障碍、分裂型人格障碍、反社会型人格障碍、边缘型人格障碍、表演型人格障碍、自恋型人格障碍、回避型人格障碍、依赖型人格障碍、强迫型人格障碍、其他人格障碍。

2. 临床特点

（1）偏执型人格障碍 偏执型人格障碍以偏执和多疑为主要特征。表现为：①敏感多疑，心胸狭窄；②自我评价过高，自认为具有非凡能力；③易产生病态嫉妒，常有回击报复；④经常处于戒备和紧张状态；⑤常有不安全感和不愉快感。

（2）反社会型人格障碍 是一种行为不符合社会规范，无视和侵犯他人权利的人格障碍。表现为：①忽视社会道德规范、行为准则和义务，没有同情心，对他人的感受漠不关心；②缺乏责任感，无视社会规范与义务，经常违法乱纪；③不能耐受挫折，常因微小刺激便引起攻击、冲动和暴力行为；④责怪他人，不论出了什么问题，总是自我辩护和责怪别人；⑤对人冷酷，无内疚感，不能从经验中吸取教训，一犯再犯而不知悔改。

（3）分裂样人格障碍　以社交缺陷、人际关系不良、行为奇特、情感冷淡为特征。表现为：①情感冷漠，对人冷淡，表情淡漠，缺乏深刻或生动的情感体验，过分敏感，害羞，胆怯，怪癖；②有反常或特殊的行为或外貌，如服饰奇特、不修边幅；③言语怪异，如表达意见不清，而并非文化程度或智能障碍等因素所引起；④不寻常的知觉体验，如一过性的错觉、幻觉；⑤对别人对他的看法漠不关心，多单独活动，与人交往仅限于必需。

（4）冲动型人格障碍　又称攻击型人格障碍，以情感暴发伴明显冲动行为为特征。表现为：①情绪不稳定，易激惹，易与他人发生争执和冲突；②人际关系不稳定，难以与人保持持久的人际关系；③情感暴发时轻者争吵、谩骂，重者毁物伤人；④在日常工作生活中缺乏目的性，以情感暴发伴明显冲动行为为特征。

（5）表演性人格障碍　又称戏剧性人格障碍，女性多见，主要特征为过分的情感用事和寻求他人注意。表现为：①自我戏剧化、做作；②以自我为中心、情感易变；③受暗示性高，寻求刺激；④渴望表扬和同情，感情易波动，十分关心自己是否引人注目；⑤说话夸大其词，掺杂幻想情节，很难维持良好的人际关系。

（6）强迫型人格障碍　是一种以要求严格和追求完美为主要特征的人格障碍。表现为：①对自己要求严格，过于苛求，做任何事情都要求完美无缺；②自己做事循规蹈矩，对别人做事很不放心；③犹豫不决，常推迟或避免做出决定；④无安全感，反复考虑计划是否得当并核对检查；⑤完成一件工作之后缺乏愉快和满足的体验。

（7）焦虑性人格障碍　以一贯感到紧张、不安全和自卑为特征。表现为：①持续和泛化的紧张感与忧虑；②认为自己在人际交往上笨拙不如别人，常回避与人密切交往的社交或职业活动；③在公共场合过分担心被人指责或拒绝，对拒绝和批评过分敏感。

（8）依赖型人格障碍　其特征是依赖、不能独立解决问题，怕被人遗弃，常感到自己无助、无能和缺乏精力。表现为：①深感自己软弱无助，缺乏主动性，进取心；②想当然地认为别人比自己优秀，过分需要被人照顾，过度容忍，为讨好他人甘愿做低下的或自己不愿做的事；③无意识地倾向于以别人的看法来评价自己；④当亲密的关系中止时感到无助或崩溃，常在一个亲密关系终结后迫切地寻求另一个关系作为支持和照料的依靠。

（9）其他或待分类的人格障碍　①边缘型人格障碍：多见于女性，表现为人际关系、自我意象和情感的不稳定以及显著的冲动性，无休止地寻求关爱，常常在极端理想化到极端的贬低之间变来变去，反复发生自杀姿态、以自杀相威胁或者有自残自杀行为，心境反应过强而情感不稳；②自恋型人格障碍：基本特征是对自我价值感的夸大。

四、治疗原则

对人格障碍患者的治疗原则是以心理治疗和纠正行为为主，必要时配合药物治疗。

第二节　人格障碍的护理

一、护理评估

1. 健康史

（1）个人成长史　在儿童时期是否遭受过重大精神创伤；家庭教养是否正当。

（2）家庭遗传史　家族中是否有偏执性人格障碍或其他精神障碍者。

（3）个人生活史　患者的生活和工作是否有压力。

2. 生理心理状况

猜疑和偏执行为：患者说话的方式很严谨，表现出不信任，疑心很重，容易将别人的友好行为误解为敌意或轻视。

3. 社会状况

（1）家庭关系不和谐　患者极度的敏感和猜疑，常怀疑恋人有新欢或伴侣不忠，造成家庭关系紧张。

（2）人际关系不和谐　过分自负和以自我为中心，缺乏知心朋友。

4. 心理状况

（1）认知　患者是否有多疑、偏执；是否有强迫观念；有无道德心、负罪感等认知方面的问题。

（2）情感　患者情感活动与思维是否协调，是否有焦虑、抑郁、害怕、紧张、冷漠、愤怒等情感方面的问题。

（3）行为　患者的行为有无目的性，是否好冲动；有无攻击行为、暴力行为以及自伤行为等。

（4）自知力　患者是否意识到自身缺陷与不恰当的行为方式。

二、护理诊断

1. **焦虑**　与需要未得到满足、自尊低下和过度紧张有关。

2. **有暴力行为的危险**　与不能控制冲动、易激惹、社会适应不良有关。

3. **行为形态改变**　与不能正确自我评价，社会适应不良有关。

4. **个人应对无效**　与急切满足眼前的欲望或心愿、自私有关。

5. **社交孤单**　与不能正确自我评价，社会适应不良、缺乏人际沟通有关。

6. **情绪情感障碍**　与自我调节障碍、冲动有关。

三、护理目标

1. 患者能认识自己的症状和表达内心的感受。

2. 患者能学会控制情绪，不发生自伤、伤人、毁物现象。

3. 患者能根据实际情况延迟个人需要，表现较好的调适。

4. 患者能叙述正确的应对方法，寻求适当的支持。

5. 患者能以合乎现实的方式与他人相处，主动与医护人员和其他患者进行交流。

6. 患者愿意参与社交活动，能与他人建立令人满意的人际关系。

四、护理措施

1. 一般护理

（1）生活和饮食护理　制定护理计划，做好生活和饮食护理，密切注意病情变化。

（2）安全护理　提供安全的治疗环境，避免各种因素引起情绪冲动，防止发生意外情况。

2. 特殊护理

（1）焦虑患者的护理：①主动接触患者，了解患者的焦虑，评估患者焦虑的程度及类型；②与患者交流时态度和蔼，面带微笑，接纳患者的病态行为，及时建立治疗性沟通关系；③了解压力的形成原因，探寻有效的应对方法；④帮助患者学习和运用对抗压力的有效措施；⑤及时观察、了解、评估患者焦虑程度的动态，明确是否需要药物治疗。

（2）有暴力行为患者的护理：①主动接触患者，了解患者的心理活动和潜意识动机；②加强病房管理，清除危险物品，对情绪不稳的患者应限制其活动范围；③向患者清楚地告知医院的规章制度及违规的后果；④鼓励患者表达内心感受，指导患者在焦虑、愤怒时，以他人所能接受的方式发泄内心的情绪；⑤当患者出现冲动行为时，必要时可适当进行约束和隔离。

（3）行为形态改变患者的护理：①观察了解患者的心理活动，评估患者的行为和人际关系；②让患者认识不良行为的危害性，帮助其树立正确的生活理念；③当患者表现理想行为时应给予鼓励。

（4）个人应对无效患者的护理：①帮助患者消除孤独感和无助感，细心照顾、安慰和劝解患者；②帮助患者了解疾病的有关知识，正确认识自我症状；③鼓励患者多参加有意义的社会团体活动以建立良好的人际关系。

（5）社交孤单患者的护理：①了解患者的性格特征和社会关系，评估患者社交孤立的原因；②关心、尊重患者，让患者感受到温暖，放弃自闭，重回现实环境；③引导患者积极参加群体活动；④协助患者了解自身问题所在，纠正自身的个性缺陷。

（6）情绪情感障碍患者的护理：①观察患者对挫折、冲动、应激的反应模式和情绪情感的变化；②主动接触患者，与患者建立真诚、互信的关系，多使用非语言交流技巧，使其精神放松；③引导患者参与自己喜欢的休闲活动以调节身心，舒缓内心紧张。

3. 心理护理

（1）尊重关心患者，与患者建立良好的关系，了解其感受，满足其合理需求。

（2）告知患者其不合理行为的危害性，并鼓励其改进。

（3）做行为治疗时，要注意了解患者的特长和优点，创造条件让其表现个人的合理行为。

（4）帮助患者建立正确的价值观和人生观，努力纠正自身的个性缺陷。

五、护理评价

1. 患者是否建立正向的自我概念，能否正确表达自我的情感。

2. 患者能否与他人建立良好的人际关系，能否主动与人交往。

3. 患者的行为是否符合社会规范，能否适当控制自己的行为。

六、教育

1. 对家属进行疾病知识宣教，使患者能够感受到自己被家人所接受，家人不能够接受的只是他的不恰当行为。

2. 指导家属为患者创造良好的家庭环境，学会识别疾病症状的方法，协助患者纠正异常行为。

第三节　性功能障碍的护理

性功能障碍是指不能进行正常的性行为，或者不能在正常的性行为中获得满足。性功能障碍分为心理性性功能障碍和器质性性功能障碍。性功能障碍可表现为性欲减退、性兴奋障碍、性高潮障碍及其他性功能障碍。

一、临床特点

1. **性欲减退**　性欲减退是指成年人对性的欲望与兴趣下降，也称为性冷淡。主要表现为对性生活不感兴趣，无性交欲望。常常是由于心理障碍和精神障碍产生的。

2. **性兴奋障碍**　可分为男性性兴奋障碍和女性性兴奋障碍。男性性兴奋障碍表现为阴茎勃起障碍，也称为阳痿，是指男性出现性交时阴茎完全不能勃起，或阴茎虽能勃起但不能维持足够的硬度及时间，以致性交失败。勃起障碍可分为原发性和继发性两类。

3. 性高潮障碍 主要包括男性及女性性高潮障碍和早泄。女性性高潮障碍是女性最常见的性功能障碍。其主要特征表现为反复或长期性高潮不出现或延迟出现，也称性高潮缺失。男性性高潮障碍也称为射精障碍或男性高潮延迟，是指患者在阴茎能够勃起且有足够刺激的情况下，仍不能射精和无性高潮出现的现象。早泄是指性交过程中，阴茎在进入阴道之前或刚进入阴道，即出现无法控制的射精现象。

4. 其他性功能障碍

（1）性交疼痛 是指在性交过程中或之后出现生殖器官疼痛，并持续存在或反复出现。男性与女性均可发生，女性多见。

（2）阴道痉挛 阴道痉挛是指性交时，由于阴道和盆底肌肉不自主地剧烈而持续的收缩，阴茎无法插入，或勉强插入但在性交时产生疼痛或不舒服。阴道痉挛的发病率仅次于女性高潮障碍。

二、病程与预后

由于个体差异或病因的不同，性功能障碍的预后也不尽相同，部分患者可自然缓解，多数患者有复发的可能，甚至终身患病。

三、治疗与预防

性功能障碍的治疗方法包括心理治疗、性技术治疗和药物治疗。心理治疗，找出导致性欲降低或性交疼痛的相关心理因素，减少患者对性生活的焦虑、反感以及对性交失败的担心，建立新的适应行为。性技术治疗包括多种治疗方式，如性感集中练习等。药物治疗对于提高患者性功能的作用是有限的，对于慢性患者可采取其他治疗方法，不主张长期使用药物治疗。

四、护理

1. 护理评估 评估时应顾及患者的羞怯心理，保证环境的安静、私密，用语恰当。

2. 护理诊断

（1）无效性生活形态。

（2）性功能障碍。

（3）焦虑。

（4）知识缺乏。

3. 护理目标

（1）创造一个十分安定轻松愉快的气氛。

（2）熟知性器官的生理功能。

（3）去除精神压力。

（4）树立对性的正确认识。

4. 护理措施

对于性功能障碍的患者，主要采用心理护理、行为指导、知识宣教等措施。

5. 护理评价

（1）生活形态是否改善。

（2）是否正确认识和理解有关性和性功能的知识。

（3）焦虑的精神压力是否去除。

（4）患者是否恢复满意的性生活。

6. 健康指导

向患者及配偶讲解有关性行为的基本知识，指导患者和家属认识发生性功能障碍的特点及诱发因素等，从而正确认识和理解，减轻心理压力。指导患者及配偶加强沟通，养成良好的生活习惯和性习惯。

知 识 链 接

有些人把人格障碍看作是精神病，这种观点是错误的。严格意义上的人格障碍，是介于正常人和精神病之间的行为特征，患者不是正常人又不能算是精神病。但由于某些类型的人格障碍似乎与一些精神疾病的发生有一定联系，而某些精神病如精神分裂症、躁狂抑郁症的早期会有人格方面的改变，因此人格障碍也应是精神病学研究的课题。

复习思考

1. 根据目前研究结果，产生人格障碍的病因不包括（　　）

　A. 生物学因素，如遗传、大脑发育成熟延迟等

　B. 严重颅脑损伤导致人格改变

　C. 环境因素

　D. 心理发育影响，如童年的不良遭遇

　E. 以上都是

2. 强迫型人格障碍的特点是（　　）

A. 情感爆发，伴明显行为冲动，事后常后悔

B. 过分谨小慎微，凡事要求完美

C. 爱幻想、自我中心、暗示性强，依赖性强

D. 一贯感到紧张，提心吊胆，不安全及自卑

E. 与别人交往常感到困难

3. 有关冲动型人格障碍的描述不正确的是（　　）

A. 情绪不稳定，易与他人发生争执和冲突，冲动后对自己的行为毫无悔意

B. 做事往往事先没有计划或不能预见可能发生的事

C. 情感暴发时对他人可有暴力攻击，对自己有自伤行为

D. 男性多于女性

E. 人际关系不持久

扫一扫，知答案

儿童及少年期精神障碍的护理

扫一扫，看课件

【学习目标】

1. 掌握精神发育迟滞患者、儿童孤独症患者、注意缺陷及多动障碍患者、品行障碍患者、儿童情绪障碍的临床表现及护理措施。

2. 熟悉精神发育迟滞患者、儿童孤独症患者、注意缺陷及多动障碍患者、品行障碍患者的护理评估与治疗原则。

3. 了解情绪障碍患者的护理评估和治疗原则。

案例导入

李某，女性，5 岁，父母 1 个月前因家务事吵架，随后母亲回外祖母家住了一夜。此后患者即害怕母亲离开自己，每天上学前总是恋恋不舍，下午放学回家，只要母亲还未回来便焦虑不安，频繁的给母亲打电话。待母亲回家后则寸步不离。母亲虽然多次保证不再离开她，仍不能缓解女儿的焦虑。

请思考：1. 李某可能患了什么病？

2. 护士应采取哪种措施最能缓解的患者焦虑情绪？

第一节　心理发育障碍及护理

精神发育迟滞

精神发育迟滞是指个体在发育阶段（通常指 18 岁以前）因先天或后天的各种不利因素导致精神发育停滞或受阻，造成以智力低下和社会适应不良为主要临床特征的发育障碍性疾病。

一、病因

1. 遗传及先天性因素
2. 围生期有害因素
3. 出生后不良因素

二、临床表现

根据智商程度将精神发育迟滞分为以下四个等级：

1. 轻度患者智商为 50 ~ 69 之间，成年以后可达到 9 ~ 12 岁的心理年龄，约占精神发育迟滞总病例的 85%。患者表现出智能发育较同龄儿童迟缓。

2. 中度患者智商为 35 ~ 49 之间，成年以后可达到 6 ~ 9 岁的心理年龄，约占精神发育迟滞总病例的 10%。患者从幼年开始智力和运动发育都比正常儿童迟缓，语言发育差，发声含糊不清，能掌握日常生活用语。

3. 重度患者智商在 20 ~ 34 之间，成年以后可达到 3 ~ 6 岁的心理年龄，约占精神发育迟滞总病例的 3% ~ 4%。患者在出生后即可出现明显的发育迟缓，不能进行有效语言交流。日常生活需人照料，无社会行为能力。

4. 极重度患者智商在 20 以下，成年以后可达到 3 岁以下的心理年龄，约占精神发育迟滞总病例的 1% ~ 2%。生活不能自理。常合并严重脑部损害。

三、治疗原则与预防

治疗的原则是早期发现，早期诊断，查明原因，尽早干预，以教育训练为主，药物治疗为辅。

精神发育迟滞一旦发生难以逆转，必须积极进行预防。监测遗传性疾病，做好围产期保健。

四、护理

1. 护理评估

（1）健康史　询问患者既往健康状况、家族史以及社会、文化、教育情况等。

（2）生理功能　评估患者的各项身体发育指标。

（3）心理功能　评估患者有无逻辑和思维方面的障碍；有无焦虑、易激惹、感情淡漠和迟钝等异常情绪。

（4）社会功能　评估患者自理能力；有无学习困难、人际交往障碍。

2. 护理诊断

（1）生活自理缺陷　与智力低下、认知障碍有关。

（2）社会交往障碍　与智力低下、丧失语言及行为能力有关。

（3）语言沟通障碍　与智能发育障碍有关。

（4）有受伤的危险　与认知功能障碍有关。

3. 护理目标

（1）患者的个人生活自理能力逐步改善。

（2）患者社交、学习能力逐步改善。

（3）患者语言能力逐步改善。

（4）患者不发生受伤现象。

4. 护理措施

（1）安全护理　居住环境应简单，注意观察病情变化，防止危害他人以及自伤。

（2）生活护理　患者智力低下，缺乏自我照顾、保护能力，生活需要照顾。

（3）特殊护理　① 生活自理能力训练：教育、训练是非常重要的。对患者要有耐心，坚持教育和训练，培养患者平时生活中的一些必要的技能；② 适应社会能力训练：参与集体活动、提高自身防御能力、避免危险等训练，训练改善社交能力是非常重要的环节；③ 语言教育训练：对语言障碍和缺陷进行矫正，应由简单到复杂；④ 品德教育：做好的品德教育，对患者尽量少批评，少惩罚，多给予表扬和鼓励。

（4）用药护理　监测药物的不良反应，必要时遵医嘱对症处理。

（5）心理护理　多接触与观察患者，帮助患者树立战胜疾病的信心。

5. 护理评价

（1）患者个人生活自理能力是否改善。

（2）患者的社会交往能力、学习能力是否改善。

（3）患者语言能力是否改善。

（4）患者是否有受伤的情况发生。

6. 健康教育

指导家属掌握观察病情的方法，训练生活能力，使患者尽可能地适应社会环境，掌握社会中基本求生的技能，这对患者的生存有重要意义。

儿童孤独症

儿童孤独症是广泛发育障碍的代表性疾病。起病于婴幼儿期，主要表现为不同程度的人际交往障碍、语言发育障碍、兴趣狭窄和行为方式刻板。儿童孤独症以人际交往障碍，沟通交流异常，兴趣和活动内容局限，刻板与重复行为为主要特征。

一、病因

孤独症的病因目前尚未阐明，可能与遗传因素、孕期及围产期并发症、神经生化及免疫学因素有关。

二、临床表现

1. 社会交往障碍 社会交往障碍是儿童孤独症的核心症状。表现为患儿喜欢自己单独活动，不关注也不参与同龄伙伴的游戏和其他活动。

2. 语言交流障碍 语言交流障碍在孤独症儿童中表现较为显著，也是多数患者去就医的主要原因。患儿常以哭或尖叫表示他们的不舒适或需要。

3. 兴趣狭窄和行为刻板 对一般儿童所喜爱的玩具和游戏缺乏兴趣，而对那些非玩具的物品感兴趣，尤其是圆的或可以旋转的物品。

4. 感觉障碍 感觉过敏和感觉迟钝现象。

5. 认知和智能障碍 大多数患儿智力低下，约50%处于中度和重度智力低下；约25%为轻度智力低下。

三、治疗原则与预后

1. 教育和训练 教育和训练是最有效、最主要的治疗方法。

2. 心理治疗 多采用行为治疗，强化已经形成的良好行为。

3. 药物治疗 目前尚缺乏治疗核心症状的特异性药物，药物治疗也无法改变孤独症的自然病程。

四、护理

1. 护理评估

（1）健康史 询问既往健康状况，是否患有某些躯体疾病。

（2）生理功能 各项躯体发育指标是否正常，生活是否自理。

（3）心理功能 有无刻板的生活习惯，语言交流障碍，情绪不稳、易激惹等异常情绪。

（4）社会功能 是否依恋父母，有无尖叫或运用其他方式表达他们的不适和需要。

（5）生活自理能力 能否自理生活等。

2. 护理诊断

（1）自理缺陷 与智力低下有关。

（2）有受伤的危险 与认知功能障碍有关。

（3）社会交往障碍　与社会功能缺陷有关。

（4）对他人、自己施暴的危险　与情绪不稳定有关。

（5）语言沟通障碍　与语言发育障碍有关。

3. 护理目标

（1）患者的个人生活自理能力逐步改善。

（2）患者不再发生受伤的现象。

（3）患者语言交流能力、社交能力逐步改善。

（4）患者不再发生伤害别人及自己的现象。

（5）患者语言能力逐步改善。

4. 护理措施

（1）安全护理　提供安全的环境，密切观察患者的活动内容及情绪变化。

（2）生活护理　训练自理能力，培养良好的个人卫生习惯。

（3）特殊护理　① 生活自理能力训练：根据智力及生活技能，制定训练计划；② 语言表达能力训练：锻炼患者用语言表达自己的需要；③社交能力训练：行为训练可改善其对社会的适应能力；④用药护理：用药后注意观察患者的反应；⑤心理护理：尊重和关心患者，做好心理安慰。

5. 护理评价

（1）患者个人生活自理能力逐渐改善。

（2）患者不再发生受伤现象。

（3）患者的社交能力得到改善。

（4）患者不再发生伤害别人的现象。

（5）患者语言能力逐步改善。

6. 健康指导

帮助家长认识到疾病的性质，减少家属对疾病的恐惧心理，树立信心，积极与专业人员配合，一起训练和教育孩子。

第二节　儿童少年行为和情绪的护理

注意缺陷与多动障碍

注意缺陷与多动障碍又称多动症，主要特征是明显的注意力不集中和注意持续时间短暂，活动过多和冲动，常伴有学习困难和品行障碍。患者男性多于女性。

一、病因

本病的病因与发病机制尚不明确，目前认为是多种因素相互作用所致。

二、临床表现

注意缺陷是本病的主要症状。患者注意力难以持久，容易因外界刺激而分心。

1. 活动过度和冲动

患者活动增多，来回奔跑或小动作不断，尤其在教室不能静坐，常在座位上扭动或影响别人，甚至离开座位走动。

2. 学习困难

由于注意缺陷和多动，致使学业成绩差，严重影响正常生活和学习。

三、治疗原则与预后

1. 心理治疗　主要有行为治疗和认知行为治疗两种方式。

2. 特殊教育　针对特殊性进行教育，避免体罚，恰当给予表扬和鼓励。

3. 针对父母的教育和训练　主要对家长进行心理教育和教养技巧训练。

四、护理

1. 护理评估

（1）健康史　既往健康状况，母亲孕产史，家族史。

（2）生理功能　各项躯体发育指标是否正常，生活是否自理。

（3）心理功能　是否在上课时注意力涣散，是否容易受外界干扰。

（4）社会功能　有无学习困难、自控能力、人际交往障碍等。

2. 护理诊断

（1）营养失调－低于机体需要量　与活动过度有关。

（2）社会交往障碍　与注意涣散、沟通不良有关。

（3）有对自己或对他人实施暴力的危险　与冲动，情绪不稳有关。

3. 护理目标

（1）饮食摄入均衡，营养状态正常。

（2）能维持注意力，能与他人沟通，社交能力改善。

（3）未出现对他人及自身的伤害。

4. 护理措施

（1）安全护理　保持安静舒适的环境，清除危险物品。

（2）生活护理　观察生理自理情况，根据存在的问题进行护理干预。

（3）特殊护理　① 针对冲动的护理：发生暴怒、情绪激动时，应及时采取措施，避免受到伤害，必要时进行身体约束；② 针对多动的护理：确保环境安全，防止做如爬高、攀缘等有危险隐患的游戏；③ 针对注意缺陷的护理：合理安排作息时间，培养良好的生活规律。

（4）药物护理　密切观察服药情况，检测药物的不良反应。

（5）心理护理　建立良好的护患关系，培养患者良好的生活规律。

5. 护理评价

（1）饮食摄入是否均衡，营养状况是否得到改善。

（2）有无身体受伤。

（3）社交能力是否改善。

（4）有无对他人身体的伤害。

6. 健康教育

向患者家长讲解多动症的有关知识，消除家长对多动症的误解和疑虑，认识到多动症的孩子比一般正常孩子难管教，要从实际出发，不要过高要求孩子，给患者造成心理压力。

品行障碍

品行障碍指儿童少年反复出现的持久性的反社会性行为、攻击性行为和对立违抗性行为，这些异常行为严重违反了相应年龄的社会规范。患者男性多于女性，患病高峰年龄13 岁。

一、病因

由生物因素、家庭因素和社会环境因素相互作用引起。

二、临床表现

1. 反社会性行为　表现为在家或在外偷窃贵重物品；对他人进行躯体虐待或伤害，经常逃学，在外过夜；参与社会犯罪团伙的犯罪违法行为等。

2. 攻击性行为　表现为对他人的人身或财产进行攻击。男性多表现为躯体性攻击，女性则以语言性攻击为多。

3. 对立违抗性行为　表现为以自我为中心，经常说谎、责怪他人，自私，与父母或老师对抗。

三、治疗原则与预后

主要采用心理与行为治疗，以及家庭、学校共同参与的心理社会干预为主的综合性个体化治疗方案。少数患者预后较好，多数预后不良，部分患者的行为问题会持续到成年期，致使工作、婚姻、人际交往困难，发展为成年期违法犯罪行为或人格障碍。

四、护理

1. 护理评估

（1）健康史　既往的健康状况，有无较正常儿童易患某些疾病。

（2）生理功能　各项躯体发育指标是否正常等。

（3）心理功能　有无焦虑、恐惧、易激惹，以及注意力、智能方面的障碍。

（4）社会功能　有无学习困难、人际交往障碍。

2. 护理诊断

（1）有对他人施行暴力行为的危险　与攻击性行为和反社会行为有关。

（2）社会交往障碍　与对抗性行为有关。

3. 护理目标

（1）对患者进行行为矫正，能控制攻击行为，不伤害自己和他人。

（2）患者的社交功能逐步改善。

4. 护理措施

（1）建立治疗性护患关系　建立良好关系，使患者对自己的病态行为有正确的认识。

（2）攻击行为的护理　强化良性行为，逐渐消除不良行为。

（3）反社会行为的护理　用正面行为的强化，逐步消退其不良行为。

（4）对抗行为的护理　指导父母正确认识疾病性质，切忌打骂或指责，多给予鼓励和帮助。

（5）心理护理　通过事例来影响和教育患者，转变不正确的观念。

5. 护理评价

（1）患者是否发生对他人的伤害，能否控制攻击行为。

（2）患者社交功能是否改善。

（3）家庭教养态度和方式是否合理，家属认识和处理疾病的能力有无加强。

6. 健康指导　讲解疾病的性质，让患者和家长对病态的行为有正确的认识，同时掌握正确的教育方式，引导患者学习正确的社会规范和行为准则。

情绪障碍

儿童少年期情绪障碍是以主观感觉痛苦和焦虑为特点，患者常表现焦虑、恐惧、抑郁、忧伤等。女性多于男性，常见类型有儿童分离性焦虑障碍、儿童恐惧症、儿童社交恐惧症。

一、病因

引起儿童情绪障碍的原因包括遗传、幼儿期养成的胆怯、过分依赖等；家长对儿童过分保护或过分严厉、苛求、粗暴等不当家庭教育方式等。

二、临床表现

1. 儿童分离性焦虑障碍 指儿童与他所依恋的对象分离时产生过度的焦虑情绪，主要表现烦躁不安和焦虑行为。

2. 儿童恐惧症 指儿童在不同发育阶段特定的异常恐惧情绪。表现为对日常生活中情境产生过分的恐惧情绪。

3. 儿童社交焦虑障碍 指对新环境或陌生人产生的焦虑、恐惧、回避行为。

三、治疗原则与预后

1. 心理治疗 治疗主要以心理治疗为主，包括支持性心理治疗和家庭治疗。

2. 药物治疗 可使用比较系统的药物治疗以有效地控制和缓解患者的症状。

四、护理

1. 护理评估

（1）健康史 询问既往健康状况、家族遗传史。

（2）生理功能 一般状况是否正常，生活是否自理。

（3）心理功能 焦虑、恐惧、抑郁等行为是否属于正常范围。

（4）社会功能 家庭是否和睦，父母教养方式是否合理等。

2. 护理诊断

（1）焦虑、恐惧 与父母分离、对客观事物的恐惧有关。

（2）应对无效 与不能有效进行沟通有关。

（3）有对自己、他人施行暴力行为的危险：与异常情绪有关。

3. 护理目标

（1）异常情绪逐步减轻或消失。

（2）社交能力逐步改善。

（3）异常情绪减轻，能够掌握新的应对行为。

4. 护理措施

（1）创造良好的训练环境　防止太多的环境变迁与刺激，在环境有可能发生变化时提前告诉患者。

（2）焦虑的护理　消除家庭、社会环境中存在的不利因素。

（3）恐惧的护理　针对患者所恐惧物或情景，有意识的使其进行逐步升级的接触。

5. 护理评价

（1）患者的异常情绪是否减轻或消失。

（2）患者有无发生受伤或伤害他人的行为。

（3）患者能否掌握新的应对行为，新的应对行为是否带来积极效果。

6. 健康指导

向家长宣教有关儿童精神卫生知识，使其掌握教育孩子的正确方法，锻炼孩子的独立社交能力。

知识链接

多动症与顽皮多动的区别

多动症患者表现为活动过多，但并不是说孩子顽皮多动就是患有多动症，二者是有区别的。

1. 多动症患者兴趣爱好少，即使看到喜欢的游戏机、节目等，也不能专心致志。而顽皮儿童却不同，他们对感兴趣的活动不但能全神贯注，而且还不喜欢别人的干扰和影响。

2. 多动症患者自控能力差，无论在什么场合，都是忙碌不停，爱吵闹，如在教室里不能静坐，常在座位上扭动等。而顽皮儿童在陌生的环境和严肃的场合中能够做到安分守己，有自我控制能力。

复习思考

1. 重度精神发育迟滞患者的心理年龄是（　　）

A. 12～15岁　　　　　　　　　　　B. 9～12岁

C. 6～9岁　　　　　　　　　　　　D. 3～6岁

E. 3岁以下

2. 多动症的全称是（　　）

    A. 行为与注意障碍

    B. 活动过多与注意障碍

    C. 注意缺陷与多动障碍

    D. 冲动与注意障碍

    E. 抽动与注意障碍

3. 以下描述注意缺陷多动障碍的症状中哪一条是错误的（　　）

    A. 需要静坐的场合难以静坐

    B. 上课时玩东西，与同学讲话

    C. 好插嘴，别人问话未完就抢着回答

    D. 遵守秩序和纪律

    E. 不能安静地玩耍

扫一扫，知答案

主要参考书目

1. 刘哲宁．精神科护理学．3 版．北京：人民卫生出版社，2012.

2. 吕春明．精神科护理学．2 版．北京：人民卫生出版社，2013.

3. 雷慧．精神科护理学．3 版．北京：人民卫生出版社，2014.

4. 沈渔村．精神病学．北京：人民卫生出版社，2009.

5. 郝伟，于欣．精神病学．7 版．北京：人民卫生出版社，2013.

6. 赵幸福，张丽芳．精神病学．北京：中国医药科技出版社，2016.

7. 武跃明，王荣俊．精神科护理学．西安：第四军医大学出版社，2013.

8. 马帮敏．精神科护理．北京：中国中医药出版社，2015.

9. 罗劲梅，何俊康．精神障碍护理学．南京：南京大学出版社，2014.

10. 张瑞星．精神障碍护理学．郑州：河南科学技术出版社，2012.

11. 郑军．精神护理．北京：中国中医药出版社，2014.

12. 井霖源．精神科护理学．北京：人民卫生出版社，2010.

13. 孙学礼．精神病学．北京：人民卫生出版社，2012.

14. 郝伟，于欣．精神病学．7 版．北京：人民卫生出版社，2014.

15. 沈渔邨．精神病学．5 版．北京：人民卫生出版社，2010.

16. 黄跃东．精神疾病中医治疗．上海：上海科学技术出版社，1998.

17. 罗先武，王冉．护士执业资格考试．北京：人民卫生出版社，2017.